汉竹●健康爱家系列

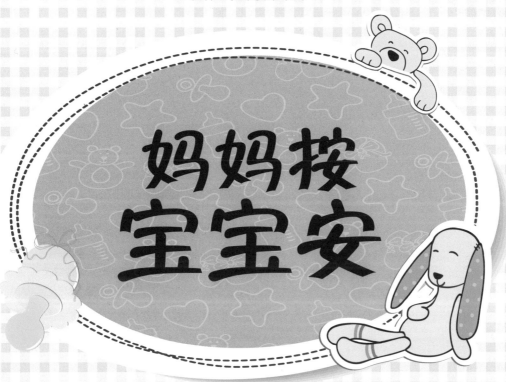

妈妈按
宝宝安

查　炜／主编

汉　竹／编著

汉竹图书微博
http://weibo.com/hanzhutushu

读者热线
400-010-8811

江苏凤凰科学技术出版社｜凤凰汉竹
全　国　百　佳　图　书　出　版　单　位

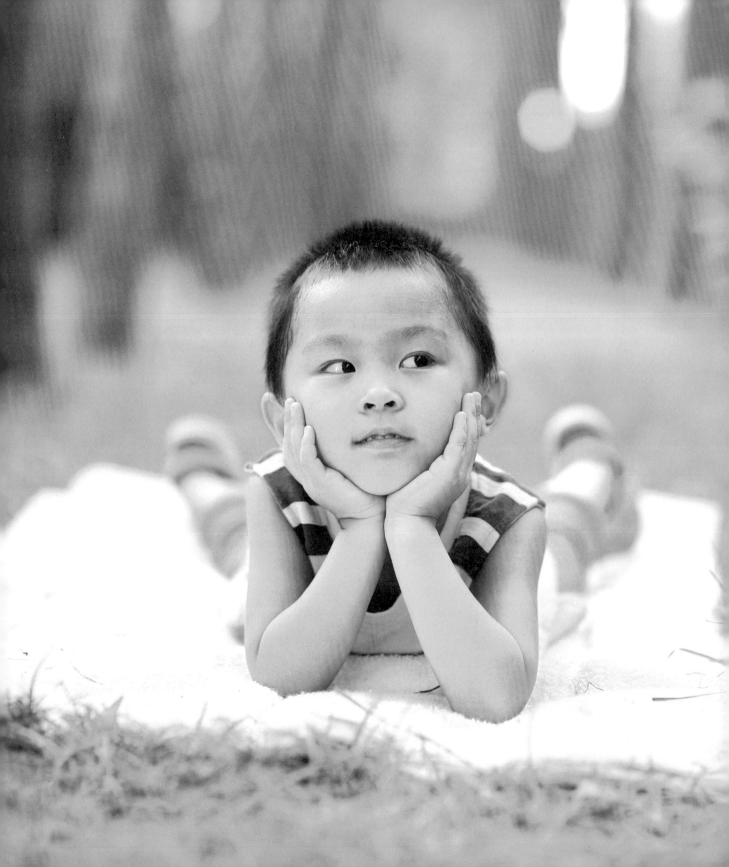

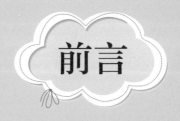

前言

"宝宝不生病，小病在家治"，儿童经络按摩能帮妈妈实现这个美好愿望。给宝宝按摩既是一种安全、无副作用的良好治病方式，也是一种预防保健方式，更是保护宝宝健康最有价值的灵丹妙药。

我们将以简单明了的方式，向您介绍儿童经络按摩的具体操作方法。即使您对穴位一窍不通，也能轻松、快速掌握按摩疗法，亲手把健康送给宝宝。

本书是目前市面上出现的第一本富有童趣感的儿童经络按摩书，相信您的宝宝也会被书里的内容所吸引；症状诊断的内容以图片的形式表现，让您能够更加直观快速地判断疾病类型。

本书有81个小儿常用特效穴位的具体位置和操作方法，并配以一对一真人示范图，帮您快速取穴；31种小儿常见病逐一分型，对症按摩，让您也能辨证施治；10种小儿日常保健经络按摩法，让您保护宝宝不生病；小儿四季保健经络按摩法，顺应四季变化，让您的宝宝拥有健康的身体。

常给宝宝经络按摩，尽可能避免给宝宝打针吃药。作为妈妈，一定要用好上天赐予您的天然良药——小儿经络。

从宝宝来到这个世界的那天起，妈妈就应给予他（她）最温柔、最体贴的按摩。每天只需几分钟，您的宝宝就能远离同龄宝宝易得的常见病；而那些让许多父母都心急如焚的疾病也可以通过儿童经络按摩治好。

当您真正给宝宝按摩的时候，您会发现：只需动动手指动动脚，宝宝的健康就这么轻松得到。

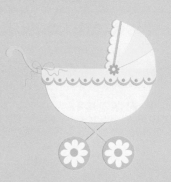

目 录

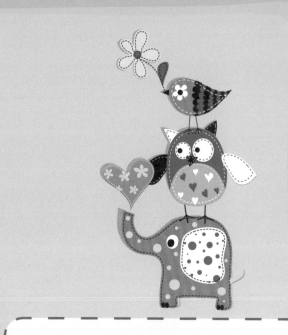

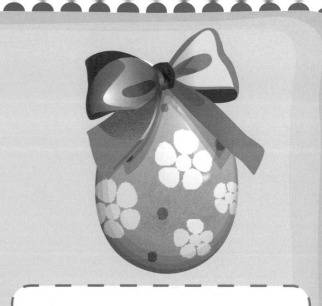

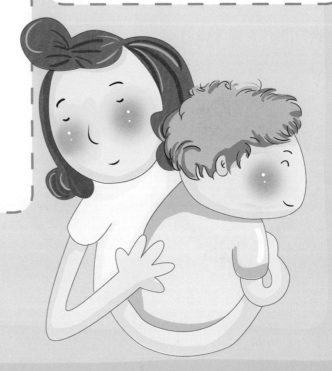

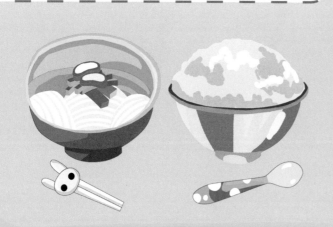

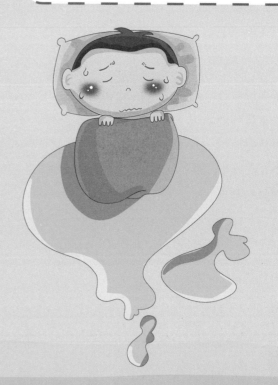

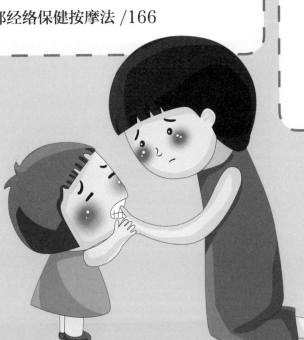

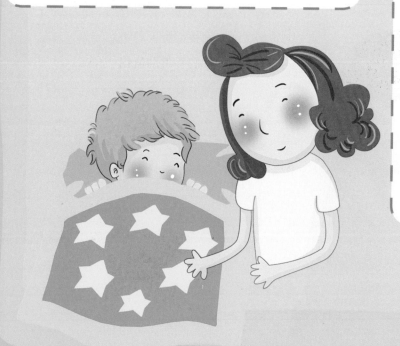

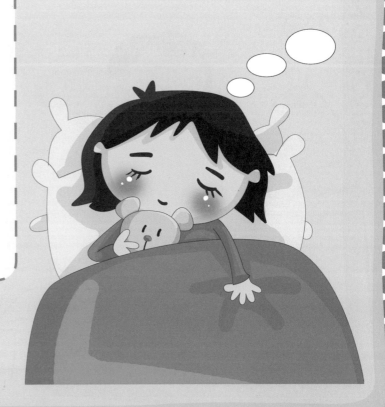

按摩带给宝宝健康，跟医院说 Bye-Bye

宝宝生病，妈妈担心
按摩疗法免医药之苦

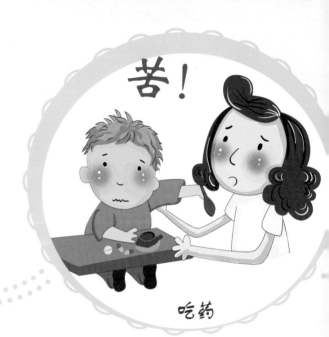

疼！

抽血化验

苦！

吃药

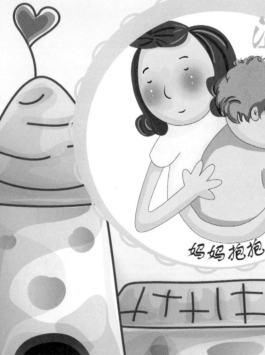

温暖！

妈妈抱抱

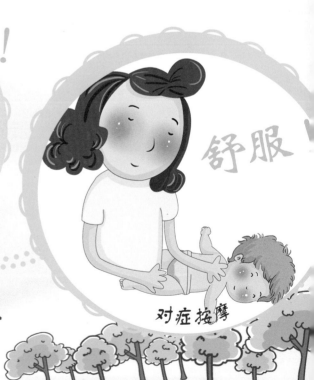

舒服

对症按摩

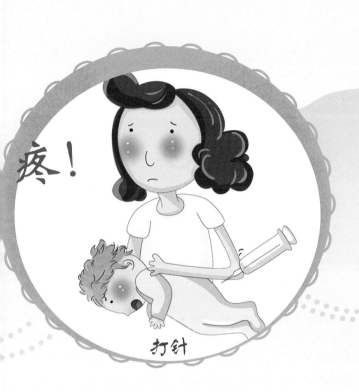

疼！

打针

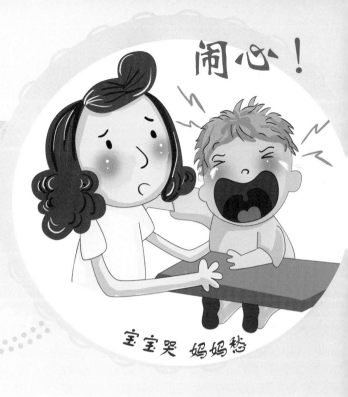

闹心！

宝宝哭 妈妈愁

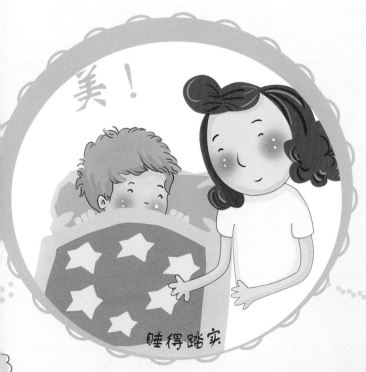

美！

睡得踏实

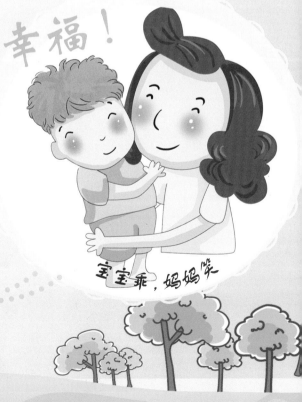

幸福！

宝宝乖，妈妈笑

13

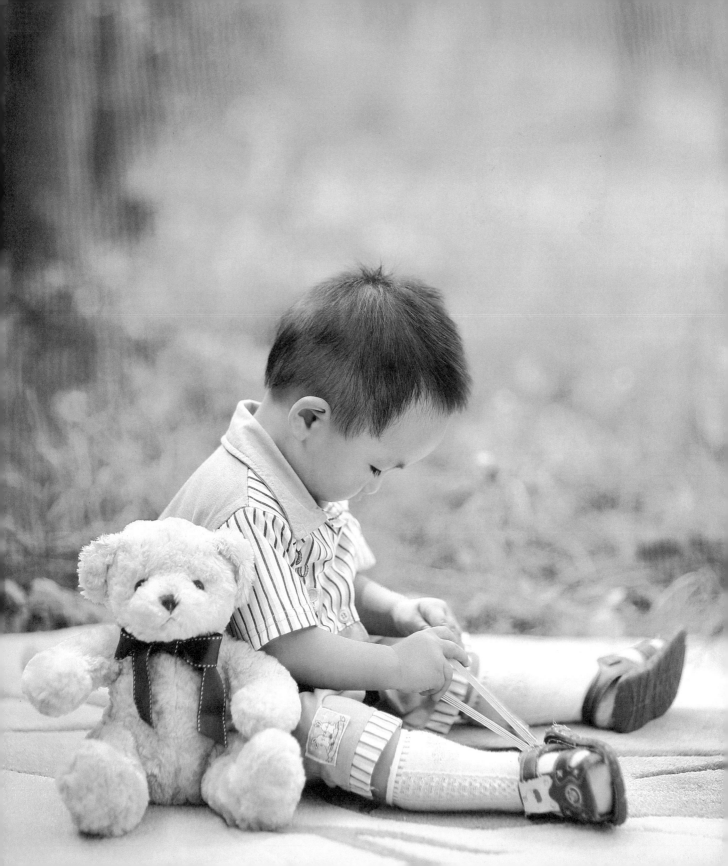

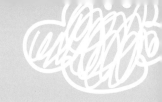
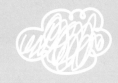

PART 1

经络按摩治小病，防大病

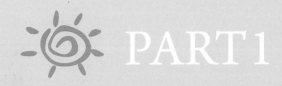

儿童经络按摩是以中医理论为指导，在儿童体表的适宜部位或者穴位处进行按摩、推拿，来防治儿童疾病的一种治疗方法。它具有疏通经络、行气活血、调和营卫、平衡阴阳、调理脏腑功能、增强机体的抗病能力等作用。

宝宝身体比较柔弱，相对于打针吃药而言，给宝宝进行经络按摩更加适合用来对抗疾病，并且很安全。因此，儿童经络按摩既是适合宝宝的良好治病方式，也是最好的预防保健方式。

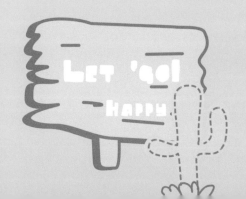

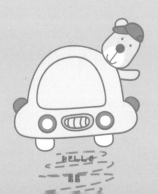

穴位按摩守护宝宝一生平安

宝宝的生理特点为：肌肤柔嫩、肠胃疲弱、筋骨不强、血脉不充、免疫力低、生长快、代谢快、吸收快。这些生理特点决定了宝宝发病容易，传变迅速。在外，易受风寒湿热等外邪所侵；在内，又易被乳食不节所伤，从而易导致感冒、咳嗽、哮喘等肺系病症，以及厌食、便秘、泄泻等脾胃系病症。

根据宝宝的生理和病理特点，在其体表特定的穴位或部位施以手法，以此来达到防病治病的目的，这就是儿童按摩的奇妙所在。它依托几千年来的中医精髓，并被一代又一代人见证了其神奇之处，守护着宝宝的健康。

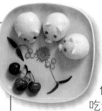

按摩可以帮助宝宝增强消化功能，促进食欲，吃饭更香。

提高宝宝免疫力

长期的按摩能有效增强宝宝的食欲，促进胰岛素及胰高血糖的分泌，促进胃酸分泌，加强胃窦收缩和消化道功能。经常受到妈妈按摩的宝宝，肠胃蠕动功能一般都很强，很少会出现便秘、腹泻等问题。

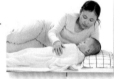

每天坚持为宝宝按摩几分钟，宝宝安睡，妈妈安心。

提高睡眠质量

经常接受按摩的宝宝，普遍能够顺利入眠，夜间哭闹现象很少，睡眠质量较高，生长激素分泌和生长发育情况较为健康。

按摩可以增加宝宝安全感，让宝宝健康快乐地成长。

培养孩子优良的性格和爱心

经常接受按摩的宝宝不会感到孤单、寂寞，并且按摩能增加宝宝的安全感、自信心和爱心，使他们心情舒畅、情绪稳定，避免出现紧张、恐惧的心理。与此同时，父母的良好性格也可以感染宝宝，坚持长期按摩可以让宝宝性格开朗、勇敢自信、平易近人。

宝宝的经络和大人不同

　　既然给宝宝按摩有这么多的好处，相信很多妈妈都跃跃欲试了。到底该如何给宝宝做按摩呢？能用给大人按摩的方式来给宝宝按摩吗？怎样找准穴位呢？妈妈们别急着给宝宝按摩，先来看看下面的注意事项吧。

　　虽然儿童按摩的原理和成人按摩的原理一样，都是以刺激穴位和疏通经络作为治疾病、保健康的基础，依靠在不同的穴位、经络部位施以不同的按摩手法，来调节脏腑、经络、气血的功能，达到防病、治病、强身健体的作用。但是，儿童按摩还有它的特殊性，即有一些经络穴位是儿童所特有的。

1 成人按摩攒竹穴，儿童叫"推坎宫"

　　有些经络穴位在应用方面和成人按摩有相同之处，比如太阳、人中、关元、足三里等穴；也有与成人按摩截然不同的地方，比如攒竹穴，称为"坎宫"，在儿童按摩中辅用推法分推，称为"推坎宫"。

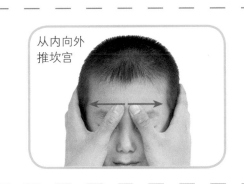
从内向外推坎宫

2 儿童的 5 个手指分别对应脾、肝、心、肺、肾

　　儿童按摩中最重要的 5 个关键手指头分别与脾、肝、心、肺、肾密切相连，推拿宝宝的 5 个手指头就可以起到调理五脏的作用。这 5 个手指头的对应顺序分别是：大拇指对应脾经，食指对应肝经，中指对应心经，无名指对应肺经，小指对应肾经。

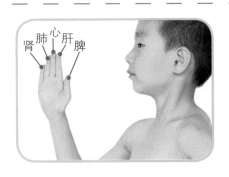
肾 肺 心 肝 脾

3 儿童穴位除点状外，还有线状的、面状的

　　儿童穴位不光是点状的，还有线状的、面状的。这些特定穴位分布在全身各处，既有穴位点，也有随经络走向呈现出线状结构的，还有随着身体区域性反应而呈现出片状的。如小天心、一窝风、二扇门等都是点状的，三关、天河水、六腑、攒竹穴等是线状的，腹部、板门、胁肋是面状的。

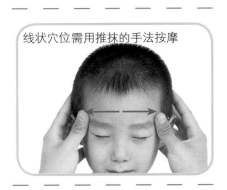
线状穴位需用推抹的手法按摩

帮宝宝取穴的基本技巧

儿童按摩穴位的取穴方法与成人按摩中的取穴方法类似，分为体表标志、折量分寸、指量法三种。一般来说，给宝宝取穴常用体表标志和折量分寸两种方法。

体表标志

利用五官、毛发、乳头、肚脐眼、骨节或肌肉的凹陷或凸起等作为取穴标志。例如两乳中间取膻中穴；脐下取关元穴，或是两眉中间取印堂穴等。

折量分寸

将人体不同的部位规定成一定的长度，折成若干等份，称为 1 寸。举个简单的例子来说，不管是大人还是宝宝，将手腕横纹到手肘横纹这段距离规定成 12 寸，把这段距离划分成 12 等份，每份就是取穴中的 1 寸。这种方法用来对照穴位图时具有精确性与方便性。

指量法（小儿之指，非成人之指）

1. 拇指同身寸：取拇指指关节横量作为 1 寸。

2. 中指同身寸：以中指中节内侧两端横纹间作为 1 寸。

此外，取穴有一个重要的原则，叫作穴者，陷也。很显然，大多数穴位不是鼓起来的，而是凹陷下去的，这是取穴的关键所在。

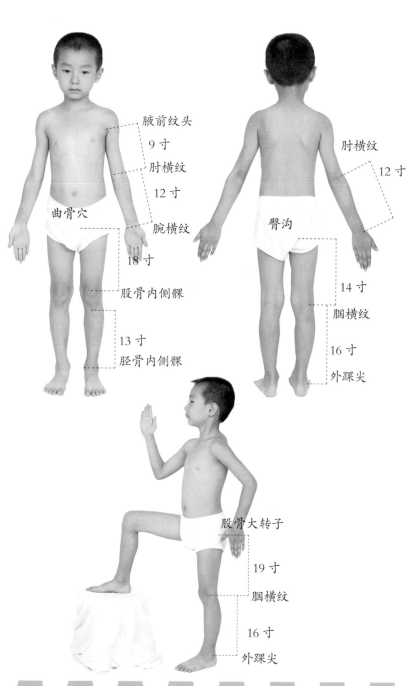

腋前纹头
9 寸
肘横纹
12 寸
曲骨穴
腕横纹
18 寸
股骨内侧髁
13 寸
胫骨内侧髁

肘横纹
12 寸
臀沟
14 寸
腘横纹
16 寸
外踝尖

股骨大转子
19 寸
腘横纹
16 寸
外踝尖

给宝宝按摩 10 项注意

💗 妈妈要温柔，情绪愉悦。给宝宝按摩是一种爱的传递，能给宝宝最直接的感受。如果妈妈情绪状态不佳，不可强打精神给宝宝按摩。

💗 上肢一般按左侧。上肢部的穴位一般不分男女，习惯上按左侧，而其他部位的双侧穴位，两侧均可按摩。

💗 按摩力度。给宝宝按摩时手法要柔和，力度由浅入深、循序渐进，以宝宝皮肤微微发红为度。

💗 按摩顺序。按摩时一般先头面，次上肢，再胸腹腰背，最后是下肢。也可先重点，后一般；或先主穴，后配穴。拿、掐、捏、捣等强刺激手法，除急救以外，一般放在最后操作。

💗 按摩时使用按摩介质。按摩时最好使用爽身粉、润肤霜等介质，有助于润滑皮肤，宝宝也更愿意配合。

💗 按摩频率。每天按摩 1 次，急症、重症也可每天 2~3 次，慢性疾病可隔天 1 次。

💗 补法和泻法。一般来说，顺、上、轻、缓为补，逆、下、重、急为泻。如顺经操作为补，逆经操作为泻；穴位按摩多以旋推为补，向指根方向直推为泻；轻刺激为补，重刺激为泻；缓摩为补，急摩为泻。

💗 小儿的体位。施行手法时既要注意小儿的体位姿势，原则上以使小儿舒适为度，并能消除其恐惧感。

💗 小儿按摩的适应证。小儿按摩疗法主要适用于 6 岁以内的小儿，3 岁以内尤佳。其主要适应证有：腹泻、疳积、便秘、呃逆、脱肛、遗尿、惊风、夜啼、咳嗽、佝偻病、斜颈等。

💗 小儿按摩的禁忌证。小儿按摩的禁忌证有：骨折、皮肤破损、溃疡、皮肤病、出血、结核病及危重证候等。

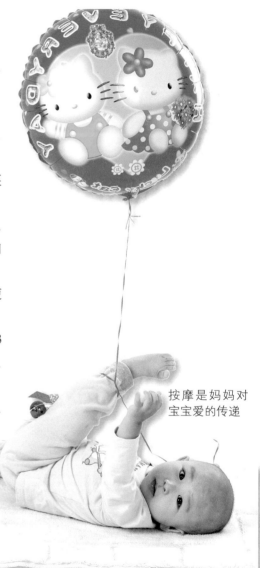

按摩是妈妈对
宝宝爱的传递

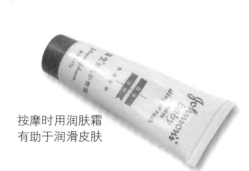

按摩时用润肤霜
有助于润滑皮肤

宝宝按摩的基本手法

1. 推法

①直推法

用拇指桡侧缘或指腹，或食、中指指腹从穴位上做单方向的直线推动，称为直推法。

此法是小儿按摩常用的手法，常用于"线"状穴位，如开天门、推天柱骨、推大肠、推三关等。

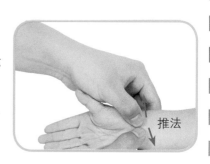

推法

②旋推法

用拇指指腹在穴位上旋转推摩，称旋推法。

推时仅靠拇指小幅度运动。此法主要用于手部"面状"穴位，如旋推脾经、肺经、肾经等。

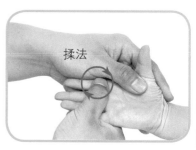

揉法

③分推法

用双手拇指桡侧缘或指腹自穴位中间向两旁做分向推动，称分推法。

此法轻快柔和，能分利气血，适用于坎宫、大横纹、腹。

④合推法

用两拇指指腹自线状穴的两端向穴中推动合拢，称为合推法。

此法能和阴阳、调气血，适用于大横纹、腕背横纹等线状穴。

2. 揉法

用手掌大鱼际、掌根部分或手指指腹，在某个部位或穴位上轻柔回旋揉动，称为揉法。

此法轻柔缓和，刺激小，适用于全身各部。常用于脘腹胀痛、胸闷胁痛、便秘及腹泻等肠胃道疾患，以及因外伤引起的红肿疼痛等症。此法具有宽胸理气、消积导滞、活血祛瘀、消肿止痛的作用。

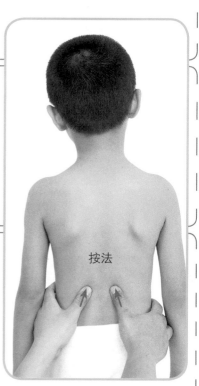

按法

3. 按法

用拇指指端、指腹或掌心按压在穴位上，并施以适当的压力即可。

操作时，着力部位要紧贴体表，不可移动；用力要由轻而重，不可用暴力猛然按压。

此法具有放松肌肉、开通闭塞、活血止痛的作用。腹泻、便秘、头痛、肢体酸痛麻木等病症常用此法治疗。

4. 摩法

　　用手掌掌面或食、中、无名指指面附着于一定部位上，以腕关节连同前臂作环形的有节律的抚摩，称为摩法。

　　本法刺激轻柔缓和，是胸腹、胁肋部常用手法，用以治疗脘腹疼痛、食积胀满、气滞及胸胁迸伤等症。此法具有和中理气、消积导滞、调节肠胃蠕动的功能。应用时可配合按摩介质，如滑石粉、葱姜水、麻油等，以保护皮肤，加强疗效。

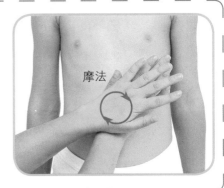

5. 擦法

　　用手掌的大鱼际、掌根或小鱼际着力于一定部位，进行直线来回摩擦，称为擦法。

　　操作时，用力要稳，动作要均匀连续；呼吸自然，不可迸气。此法是一种柔和温热的刺激，具有温经通络、行气活血、消肿止痛、健脾和胃等作用。常用于治疗内脏虚损及气血功能失常的病症，尤以活血祛瘀的作用更强。

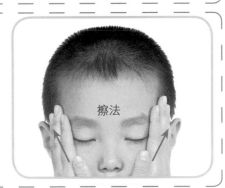

6. 拿法

　　用拇指和食、中两指，或用拇指和另外四指对称用力，提拿一定部位和穴位，进行一紧一松地拿捏，称为拿法。

　　拿法动作要缓和而有连贯性，不要断断续续，用力要由轻到重，不可突然用力。

　　多用于发汗解表、止惊定搐，如治疗风寒、感冒、惊风等。

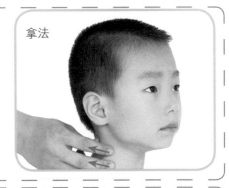

7. 搓法

　　用双手的掌面夹住一定部分，相对用力做快速的搓、转或搓摩，并同时做上下往返移动，称为搓法。

　　双手用力要对称，搓动要快，移动要慢。此法适用于腰背、胁肋及四肢部。

　　本法一般常作为按摩治疗的结束手法，具有调和气血、舒松脉络、放松肌肉的作用。

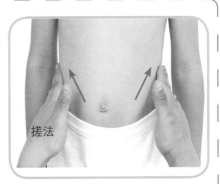

根据宝宝体质选择按摩方法

中医向来讲究的是"辨证施治"，就是说治病要根据每个人的不同情况来进行。同样，给孩子进行经络保健按摩也是如此，要根据不同孩子的体质分别采用不同的按摩方法，只有这样才能达到祛病强身的效果。

中医里把孩子的体质分为五种类型，分别是：健康体质、寒型体质、湿型体质、热型体质、虚型体质。下面我们就对这五种体质的特点进行详细地介绍，并附加上最基础的儿童饮食保健方法以及按摩保健方法供年轻的父母们参考。总之，我们要根据孩子的体质施以不同的保健方法，才能让孩子更健康。

1. 健康体质

体质特点：这类体质的孩子身体壮实，面色红润，精神饱满，吃饭香，大小便正常。

饮食保健：在饮食方面要坚持平补阴阳的原则，摄食广泛，营养均衡。

按摩保健：无需进行专门的穴位、部位按摩，平时做一些普通的按摩就可以了。

2. 寒型体质

体质特点：这类体质的孩子身体和手脚冰凉、面色苍白、不爱活动，吃生冷的食物容易腹泻。

饮食保健：在饮食方面要坚持温养胃脾的原则，平时多吃些辛甘温之品，如羊肉、牛肉、鸡肉、核桃、桂圆等，尽量不吃太凉的东西，如冰冻饮料、西瓜等。

按摩保健：父母应每天给孩子捏脊5次，按揉内劳宫100次。

3. 湿型体质

体质特点：这类体质的孩子一般都喜欢吃甜的、油腻的食物，而且大多形体肥胖、动作迟缓。

饮食保健：在饮食方面应该以健脾祛湿化痰为主，应多吃扁豆、高粱、海带、白萝卜、鲫鱼、冬瓜、橙子等食物；尽量少吃甜腻酸涩的食物，如蜂蜜、石榴、糯米、大枣等。

按摩保健：父母每天给孩子捏脊5次，揉板门200次（大鱼际）。

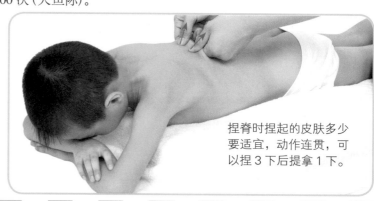

捏脊时捏起的皮肤多少要适宜，动作连贯，可以捏3下后提拿1下。

4. 热型体质

体质特点：这类体质的孩子形体壮实、面赤唇红、喜凉恶热；脾气暴躁易怒；大便秘结；易患咽喉炎，外感后易高热。

饮食保健：在饮食方面应坚持以清热为主，平时多吃些甘淡寒凉的食物，如苦瓜、冬瓜、萝卜、绿豆、芹菜、梨、西瓜等。

按摩保健：父母每天要给孩子推天河水，天河水在孩子前臂内侧正中线，自腕至肘成一直线。用食、中二指沿直线从孩子的腕推向肘，每次推 200 次。

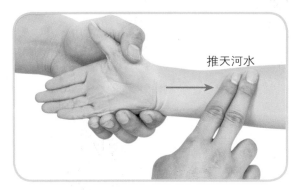

推天河水

5. 虚型体质

体质特点：这类体质的孩子面色发黄、神疲乏力、不爱活动、汗多、饭量小，并且易患贫血和呼吸道感染。

饮食保健：在饮食方面应该坚持气血双补的原则，平时多吃些羊肉、鸡肉、牛肉、海参、虾蟹、木耳、核桃、桂圆等。尽量少吃或者不吃苦寒生冷食品，如苦瓜、绿豆等。

按摩保健：给这类孩子按摩，平时要多补五脏，脾、肝、心、肺、肾，每天各按 100 次(在孩子的 5 个手指面分别旋转推动)。

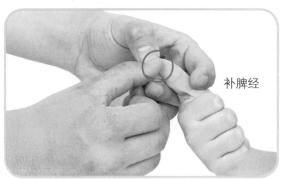

补脾经

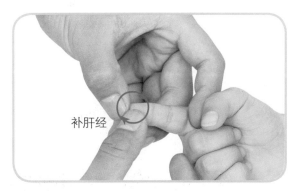

补肝经

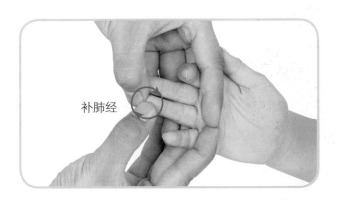

补肺经

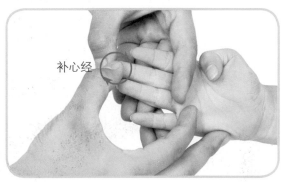

补心经

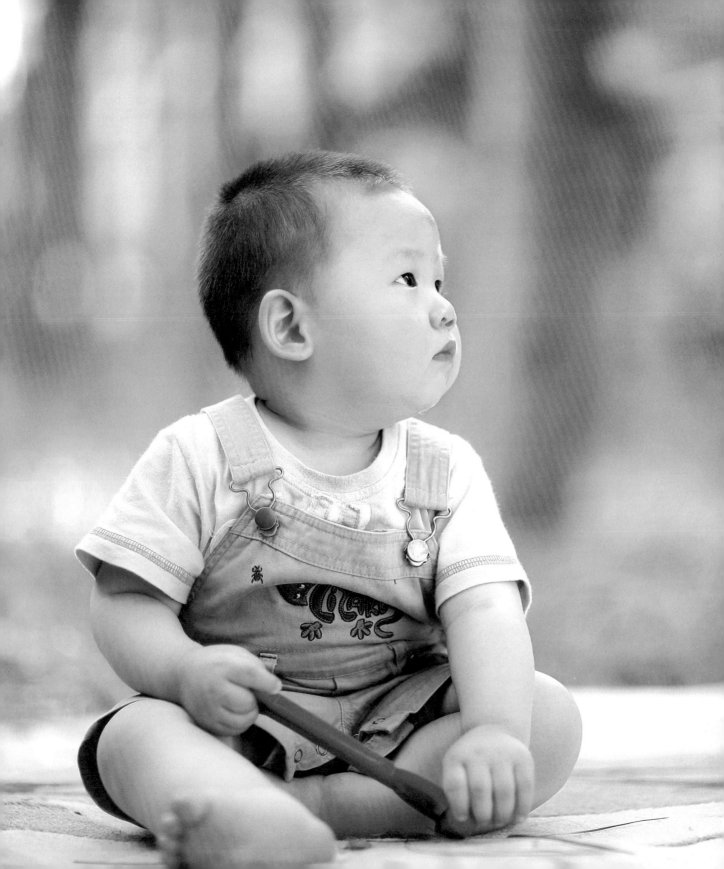

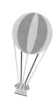

PART 2
31种小儿常见病对证按摩法

中医治病首先着眼于症，而不是病的异同，这是因为同一疾病的证候不同，治疗方法就不同；而不同疾病，只要证候相同，便可以用同一方法治疗。又由于小儿在得病之后，变化迅速，如患风寒外袭的寒证，可郁而化热，出现高热、抽搐等热证；在急惊风的高热抽搐、风火相煽、实热内闭的同时，也可转瞬出现面色苍白、汗出肢冷等阴盛阳衰的危险症状。因此，"辨证论治"就显得尤为重要。

本章将向年轻的妈妈介绍儿童常见病的不同证候，以及相应的按摩步骤和方法，让身为初学者的妈妈也能做到给宝宝"辨证论治"。

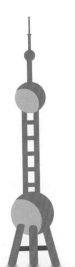
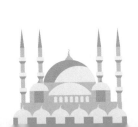
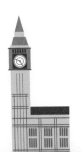
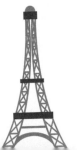
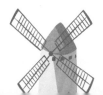

发热

发热是由于各种病因引起产热过多或散热障碍所致。小儿体质较弱，抗邪能力不足，加上自己不知冷热调节、父母护理不周，最易感受风寒，诱发感冒而致发热。或者乳食内伤，食积胃肠，郁而化热。

病症分型

4

时间

10~15
分钟

取穴

11
部位

注①：内八卦在双手掌面，以掌心为圆心，从圆心至中指根横纹的 2/3 处为半径成为的圆周。

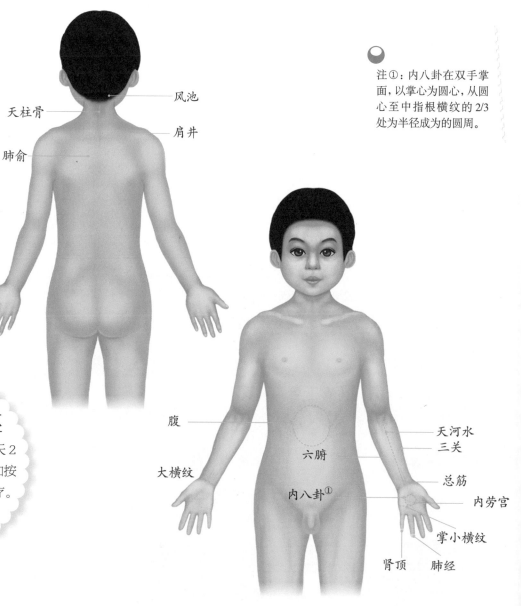

风池
肩井
天柱骨
肺俞
外劳宫
二扇门

腹
六腑
大横纹
内八卦①
天河水
三关
总筋
内劳宫
掌小横纹
肾顶　肺经

按摩时间与次数

按摩治疗小儿发热，每天 2 次；高热不退者，应增加按摩次数，并配合药物治疗。

奶瓶

最贴心的护理

苹果

- 明确诊断发热的原因
- 衣物不要穿太多
- 手脚发冷时适当多穿
- 多喝白开水
- 出汗时需换衣服
- 给宝宝用温水擦拭身体

- 高热时及时去医院诊治
- 多吃富含水分和维生素的水果
- 吃易于消化的食物
- 鼓励小儿进行日常体育锻炼
- 经常测量体温

体温计

宝宝润肤乳

按摩方法

- 拿捏风池
- 刮天柱骨
- 分阴阳
- 按揉肺俞
- 总收法

基本按摩方法

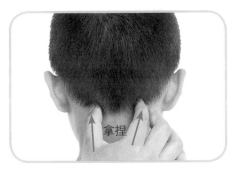
拿捏

1 拿捏风池：宝宝站立或者坐在椅子上，保持放松，妈妈用拇指和食、中二指相对用力拿捏风池1~2次，以有酸胀感为宜。

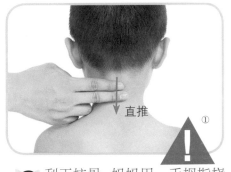
直推 ①

2 刮天柱骨：妈妈用一手拇指桡侧面或者食、中二指指面部蘸取水或其他介质，单方向快速推动宝宝天柱骨10次。

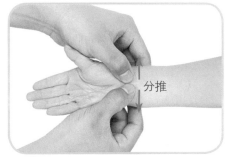
分推

3 分阴阳：妈妈用两手拇指螺纹面，自宝宝总筋向两侧分推大横纹30次。若分推一侧宝宝接受不了，可换另一侧进行。

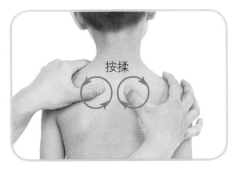
按揉

4 按揉肺俞：宝宝站立或取坐姿，妈妈用拇指指端按揉宝宝肺俞10次，需稍用力。注意指甲不要划伤宝宝皮肤。

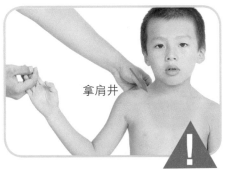
拿肩井

5 总收法：宝宝取站立姿势，妈妈用左手拇指或食、中指按揉宝宝肩井穴部，右手拿住宝宝同侧手指，屈伸肘腕并摇动宝宝上肢2次左右。

注①：此处作为重点标记，妈妈可着重按摩。

外感发热型

按照下面的按摩手法给宝宝按摩之后，如果能再加推脊柱 10 次，治疗效果会更明显。

症 状 诊 断

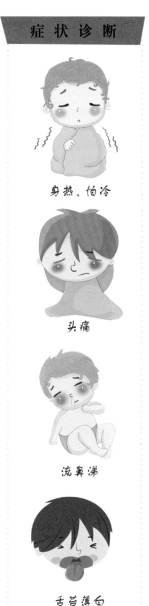

身热、怕冷

头痛

流鼻涕

舌苔薄白

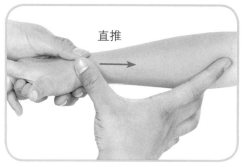

直推

1 推三关：妈妈用拇指桡侧面或食、中指螺纹面自宝宝的腕部向肘部直推三关 10 次，推时用力要均匀。

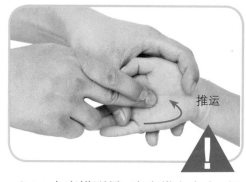

推运

2 水底捞明月：宝宝掌心向上，妈妈用中指或拇指指端蘸水由小指根推运起，经宝宝掌小横纹至内劳宫，边推运边吹凉气，操作 10~20 次。

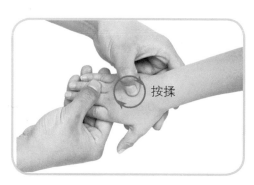

按揉

3 揉外劳宫：外劳宫位于宝宝手背上，与劳宫对应的位置。妈妈用一手托住宝宝四指，另一手拇指指端轻轻按揉宝宝外劳宫 30 次。

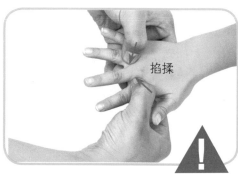

掐揉

4 掐揉二扇门：二扇门位于宝宝双手掌背中指指根两侧的凹陷处。妈妈用两手拇指指端掐揉宝宝二扇门 5 次。

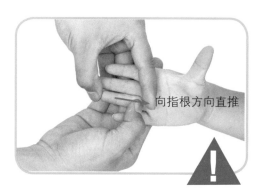

向指根方向直推

5 清肺经：肺经在宝宝无名指掌面，打开宝宝手掌，妈妈用拇指螺纹面自宝宝指尖向指根方向直推肺经 30 次。

阴虚内热型

按摩完毕后，如果再给宝宝按揉足三里、推搓涌泉，可补虚。

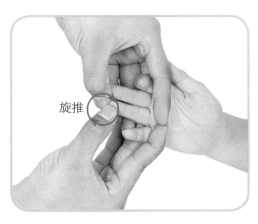

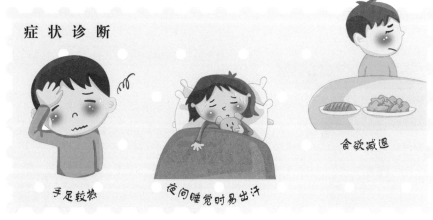

症状诊断

手足较热

夜间睡觉时易出汗

食欲减退

旋推

1 补肺经：宝宝掌心向上，妈妈用一手拇指螺纹面旋推宝宝肺经 300 次，如果一侧次数太多宝宝接受不了，可换另一手进行。

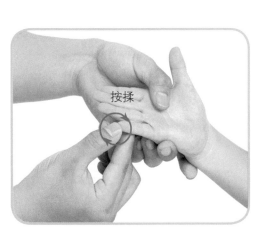

按揉

2 揉肾顶：摊开宝宝的手掌，妈妈用拇指端给宝宝揉肾顶 100 次，如果一侧次数太多宝宝接受不了，可换另一手进行。

3 清天河水：妈妈食指、中指并拢，自腕横纹向肘直推天河水 100 次。推时用力要均匀，向前推动，不要歪斜。

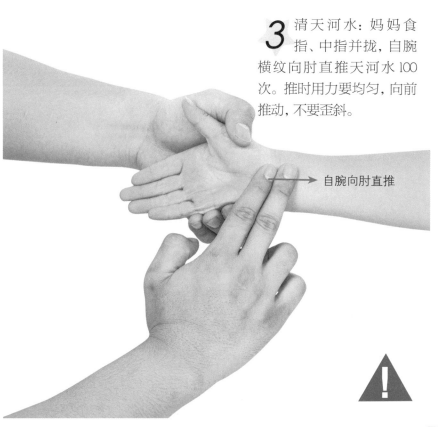

自腕向肘直推

食积发热型

如果宝宝腹胀，还需按摩板门和中脘穴。

症状诊断

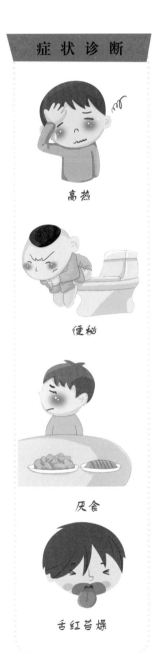

高热

便秘

厌食

舌红苔燥

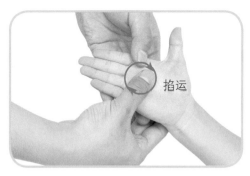

1 运内八卦：将宝宝的掌心朝上，妈妈用拇指指端螺纹面按顺时针方向掐运宝宝内八卦 100 次。运内八卦可调节宝宝胃肠功能。

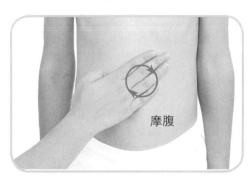

3 摩腹：妈妈用手掌掌面或四指的指面放于宝宝腹部，按顺时针的方向摩腹 3~5 分钟。按摩的手法应轻重适宜，速度均匀，以宝宝感觉舒适为度。

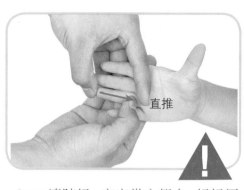

2 清肺经：宝宝掌心朝上，妈妈用拇指螺纹面由指尖向指根方向直推肺经 100 次。推时用力要均匀，不要歪斜。

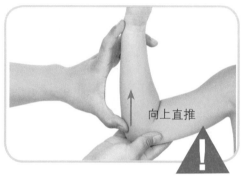

4 退六腑：宝宝站立或坐在椅子上，妈妈用拇指、中指螺纹面自宝宝肘向腕直推六腑 100 次。退六腑适应于一切热证。

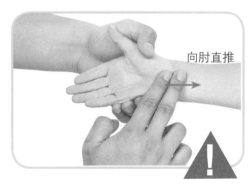

5 清天河水：妈妈食指、中指并拢，自腕横纹向肘直推天河水 100 次。推时用力要均匀，向前推动不要歪斜。

惊恐发热型

每天早晚各按摩1次，宝宝退烧后也可以经常这样按摩。

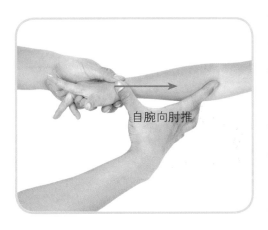

自腕向肘推

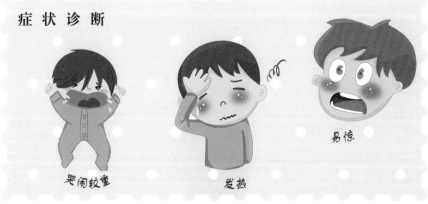

症状诊断

哭闹较重　　发热　　易惊

1 推三关：妈妈用拇指桡侧面或食、中指螺纹面自宝宝的腕部向肘部推三关100次，推时用力要均匀，推到宝宝手臂微微发红。

3 清肺经：宝宝掌心朝上，妈妈用拇指螺纹面由指尖向指根方向直推肺经100次。推时用力要均匀，不要歪斜。

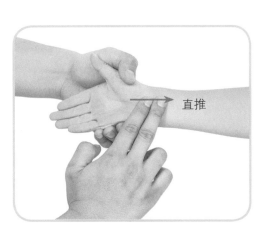

直推

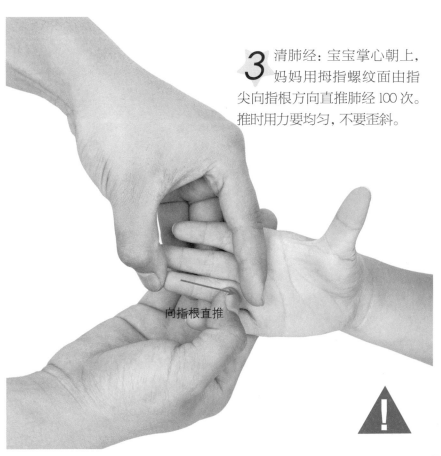

向指根直推

2 清天河水：妈妈食指、中指并拢，自腕横纹向肘直推天河水30~50次。推时用力要均匀，向前推动不要歪斜。

感冒

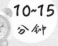

　　中医认为，小儿感冒主要是由于风寒或风热从口鼻肌表侵犯肺系所引起的，常以发热、恶寒、鼻塞流涕、咳嗽为特征。在气候突变、寒温失常、坐卧当风、洗澡着凉，养护不当时容易诱发感冒。

按摩时间与次数

小儿按摩可每天 2 次，按摩后以微汗出、自觉舒适为宜，切勿发汗太过。

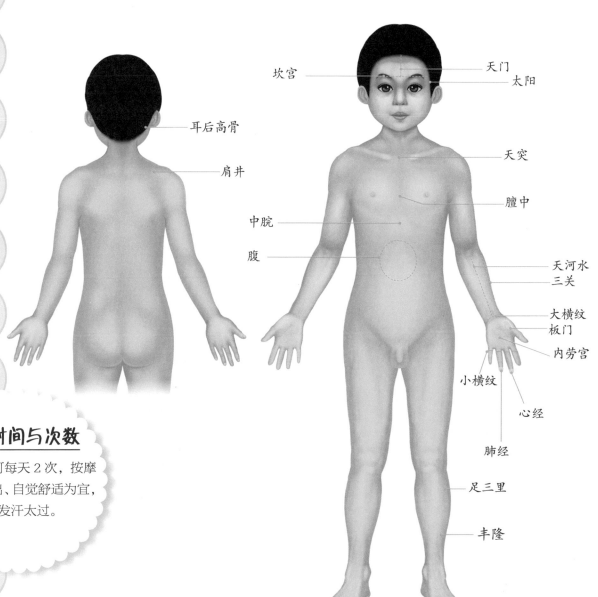

坎宫　天门　太阳　耳后高骨　肩井　天突　膻中　中脘　腹　天河水　三关　大横纹　板门　内劳宫　小横纹　心经　肺经　足三里　丰隆

最贴心的护理

粥　苹果　宝宝润肤乳

- 每次按摩后注意保暖
- 不应滥用抗生素
- 细菌感染并有并发症时，可适当选用抗生素
- 如有发热，要卧床休息
- 发热至38℃时应采取退热措施

- 注意测量体温
- 进食清淡易消化流食
- 多喝白开水
- 多吃青菜、水果
- 按时治疗，护理得当

宝宝衣服

按摩方法

- 开天门
- 推坎宫
- 运太阳
- 揉耳后高骨
- 总收法

基本按摩方法

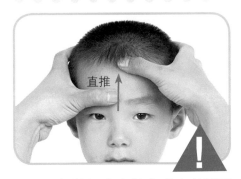

直推

1 开天门：宝宝站立或坐在椅子上，妈妈用两拇指自下而上交替直推宝宝的天门 50~100 次，推至宝宝额头微微发红。

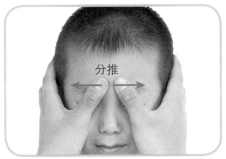

分推

2 推坎宫：妈妈用两拇指螺纹面自宝宝眉头向眉梢分推坎宫 50~100 次，动作宜轻柔，用力宜均匀。

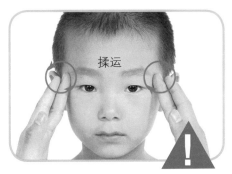

揉运

3 运太阳：太阳位于眉梢后凹陷处，左右各一穴。妈妈用中指指端向耳朵方向揉运宝宝太阳 50~100 次。

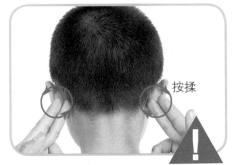

按揉

4 揉耳后高骨：妈妈用双手中指指端按揉宝宝耳后高骨 30 次。妈妈要注意修剪指甲，以防划伤宝宝的皮肤。

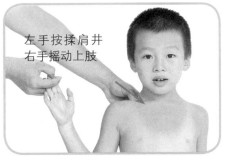

左手按揉肩井
右手摇动上肢

5 总收法：宝宝取站立姿势，妈妈用左手拇指或食、中指按揉宝宝肩井穴部，右手拿住宝宝同侧手指，屈伸肘腕并摇动宝宝上肢 20 次左右。

风寒感冒型

辅助按摩宝宝脊柱两侧的膀胱经，效果更好。

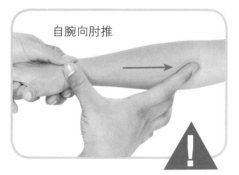

自腕向肘推

1 推三关：妈妈用拇指桡侧面或食、中指螺纹面自宝宝的腕部向肘部推三关100次，推时用力要均匀，且用力不要过大。

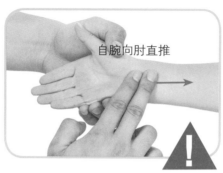

自腕向肘直推

2 清天河水：妈妈食指、中指并拢，自腕横纹向肘直推天河水200次。推时用力要均匀，向前推动不要歪斜。

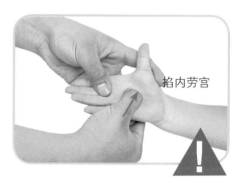

掐内劳宫

3 黄蜂出洞：妈妈用拇指指甲掐内劳宫、总筋各10次，然后用两拇指自掌后纹中（总筋）向两旁分推大横纹30次。

风热感冒型

可每天给宝宝按摩2次，按摩后以微出汗为宜，不要发汗太过。

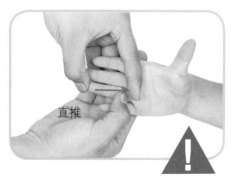

直推

1 清肺经：肺经在宝宝无名指掌面，打开宝宝手掌，妈妈用拇指螺纹面自宝宝指尖向指根方向直推肺经200次。

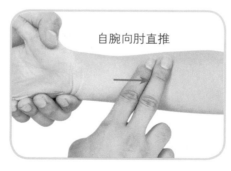

自腕向肘直推

2 清天河水：妈妈食指、中指并拢，自腕横纹向肘直推天河水100次。推时用力要均匀，向前推动不要歪斜。

症 状 诊 断

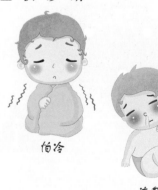

怕冷

流鼻涕

高热惊厥型

如果宝宝高烧不退,可以加打马过天河 5~10 遍、掐二扇门各 100 次。

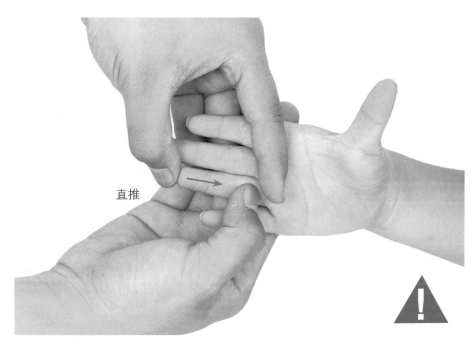

直推

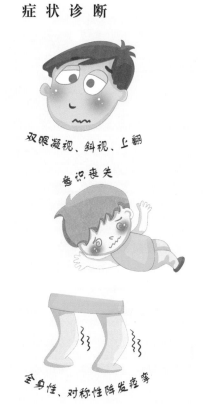

症状诊断

双眼凝视、斜视、上翻

意识丧失

全身性、对称性阵发疼等

1 清肺经:肺经在宝宝无名指掌面,打开宝宝手掌,妈妈用拇指螺纹面自宝宝指尖向指根方向直推肺经 300 次。

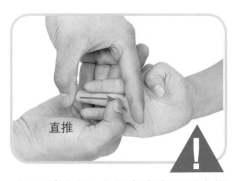

直推

2 清心经:心经在宝宝双手中指末节螺纹面,打开宝宝手掌,妈妈用拇指指腹自宝宝指尖向指根方向直推 300 次。

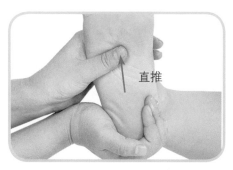

直推

3 推涌泉:宝宝躺在床上,妈妈用一手拖住宝宝脚跟,用另一手拇指螺纹面推宝宝涌泉 200 次。若推一侧宝宝受不了,可换另一只脚进行。

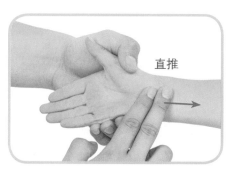

直推

4 清天河水:妈妈食指、中指并拢,自腕横纹向肘直推天河水 500 次。两侧皆可进行,推时用力要均匀,向前推动不要歪斜。

咳嗽痰多型

天突、膻中和丰隆，是治疗感冒及祛痰的三大法宝。

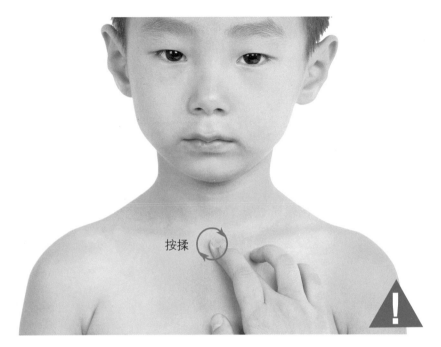

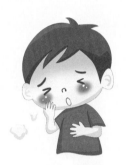

症 状 诊 断

咳嗽、痰多

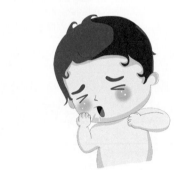

不会咳出痰

1 揉天突：宝宝站立或取坐姿，妈妈用中指指端揉宝宝天突100次。不可太用力，以免让宝宝感觉不舒适。

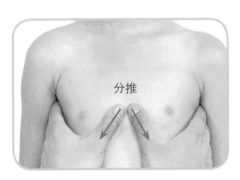

2 推膻中：宝宝站立，妈妈用两手拇指桡侧缘自宝宝膻中向两侧分推至乳头下100次。

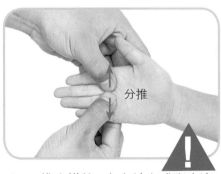

3 推小横纹：宝宝站立或取坐姿，妈妈用两手大拇指分别向两侧推宝宝各手指的小横纹100次。

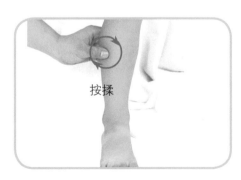

4 按丰隆：宝宝取坐姿，妈妈用拇指指端按揉宝宝丰隆1分钟。按摩时动作要轻柔。

食欲缺乏型

宝宝感冒好后，也要常给宝宝按摩中脘和腹部。

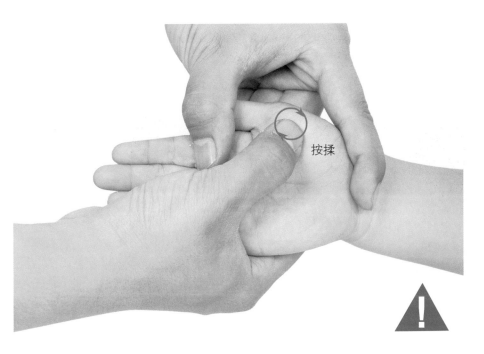

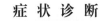

症状诊断

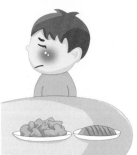

没有食欲

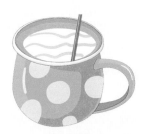

不爱喝水

1 揉板门：板门位于宝宝手掌大鱼际处。妈妈用左手握住宝宝手指，用右手拇指指端按揉板门100次。按揉时，顺、逆时针皆可。

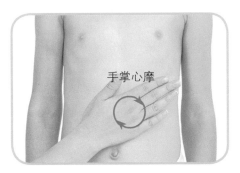

2 摩中脘：妈妈手掌心放在宝宝中脘部位，按摩3分钟。按摩时动作要轻柔，力度不宜太大。

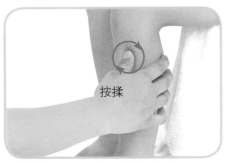

3 按揉足三里：按摩足三里有健脾和胃、调中理气、导滞通络的作用。妈妈用拇指指端按揉宝宝足三里1分钟。两侧可同时进行。

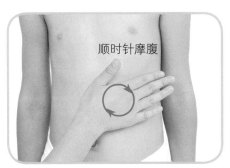

4 摩腹：妈妈用手掌掌面或四指的指面放于宝宝腹部，按顺时针的方向摩腹5~10分钟。按摩的手法应轻重适宜，以宝宝感觉舒适为度。

咳嗽

呼吸道急、慢性感染所致的小儿咳嗽在儿科临床中最为多见，这是因为小儿呼吸道血管丰富，气管、支气管黏膜较嫩，从而较易发生炎症。咳嗽一年四季都可发生，但以冬春季节最为多见。

病症分型

2 ✚

时间

10~15 分钟

取穴

14 部位

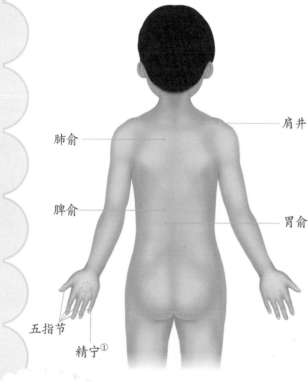

肺俞
肩井
脾俞
胃俞
五指节
精宁①

天突
乳旁
乳根
膻中
天河水
内八卦
肺经
丰隆

按摩时间与次数

按摩治疗宝宝咳嗽，每天1次，10天为1个疗程。症状不改善者，可每天按摩2次。

 注①：精宁位于双手背第4、第5掌骨歧缝间。主治痰喘气吼，干呕，疳积。

宝宝润肤乳

最贴心的护理

- 明确诊断咳嗽的原因
- 应注意让宝宝适当休息
- 气候多变时注意胸腹部保暖
- 防止受凉
- 多喝温开水
- 多吃蔬菜
- 宜吃稀粥
- 保证营养的摄入
- 不宜吃鱼虾
- 不宜吃羊肉
- 不宜吃辛辣刺激性食物

蔬菜　　甘油

按摩方法

- 补肺经
- 推膻中
- 运内八卦
- 按揉乳旁、乳根
- 总收法

牙刷

基本按摩方法

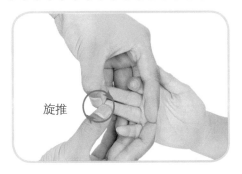

旋推

1 补肺经：宝宝掌心向上，妈妈用一手拇指螺纹面旋推宝宝肺经400次，如果一侧次数太多宝宝接受不了，可换另一手进行。

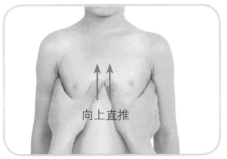

向上直推

2 推膻中：宝宝站立，妈妈用两手拇指桡侧缘或食、中二指螺纹面自宝宝膻中向上直推至天突100次。

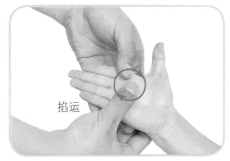

掐运

3 运内八卦：妈妈用拇指指端顺时针方向掐运宝宝内八卦100~300次。运内八卦有宽胸利膈、理气化痰等作用。

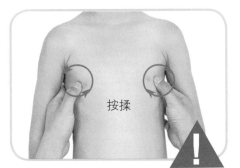

按揉

4 按揉乳旁、乳根：妈妈用拇指螺纹面按揉宝宝乳旁、乳根各50次。按摩时手法要轻柔，以宝宝感觉舒适为度。

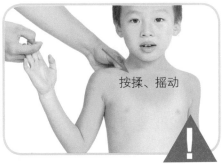

按揉、摇动

5 总收法：宝宝取站立姿势，妈妈用左手拇指或食、中指按揉宝宝肩井穴部，右手拿住宝宝同侧手指，屈伸肘腕并摇动宝宝上肢20次左右。

外感风寒型

重症宝宝每天按摩 2 次, 轻症宝宝可每天按摩 1 次。

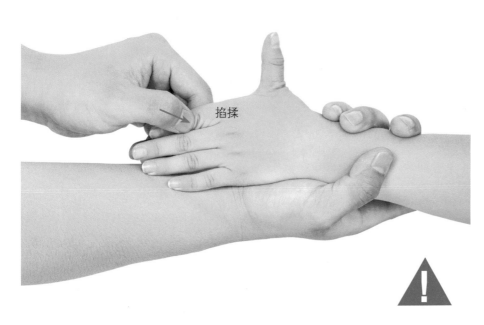

掐揉

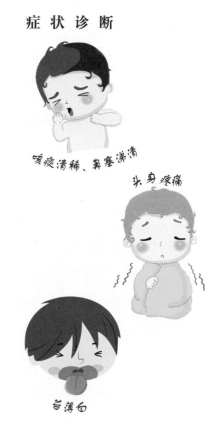

症 状 诊 断

咳痰清稀、鼻塞流清

头身疼痛

苔薄白

1 掐揉五指节: 妈妈用拇指指甲依次掐揉宝宝五指节各 10-20 次。掐时力度由小到大, 但用力不可太大, 以防掐伤宝宝。

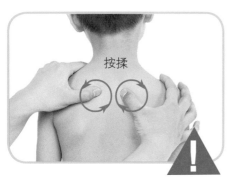

按揉

2 按揉肺俞: 宝宝站立或取坐姿, 妈妈用拇指螺纹面按揉宝宝肺俞 100 次, 需稍用力。注意指甲不要划伤宝宝皮肤。

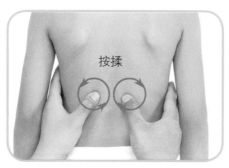

按揉

3 按揉脾俞: 脾俞位于第 11 胸椎棘突下, 旁开 1.5 寸, 左右各一穴。妈妈用拇指螺纹面按揉宝宝脾俞 100 次。

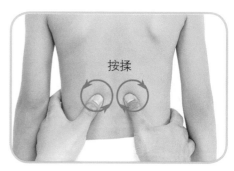

按揉

4 按揉胃俞: 胃俞位于第 12 胸椎棘突下, 旁开 1.5 寸, 左右各一穴。妈妈用拇指螺纹面按揉宝宝胃俞 100 次。

外感风热型

用下面的手法后再加清大肠 100 次，可加速宝宝好转。

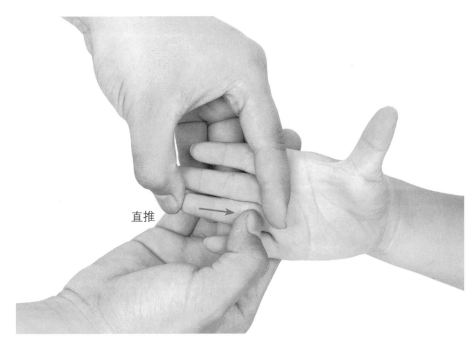

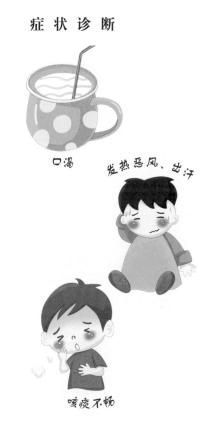

症状诊断

口渴

发热恶风、出汗

咳痰不畅

1 清肺经：肺经在宝宝无名指掌面，打开宝宝手掌，妈妈用拇指螺纹面自宝宝指尖向指根方向直推肺经 200 次。

直推

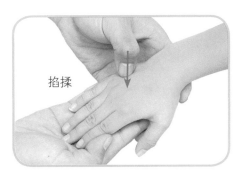

掐揉

2 掐揉精宁：宝宝掌心向下，妈妈用拇指指甲掐揉宝宝精宁 20 次。掐时用力要适度，不要引起宝宝不适。

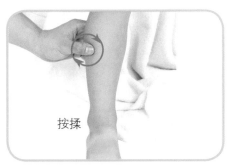

按揉

3 按揉丰隆：妈妈用拇指螺纹面按揉宝宝丰隆 50 次。按摩丰隆时会有轻微的疼痛感，妈妈动作要轻柔一些。

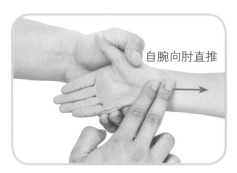

自腕向肘直推

4 清天河水：妈妈食指、中指并拢，自腕横纹向肘直推天河水 100 次。推时用力要均匀，向前推动不要歪斜。

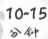

呕吐

　　呕吐在婴幼儿时期较为常见，可见于多种病症。中医学认为凡外感邪气（如受凉）、内伤乳食、大惊卒恐（突然受到惊吓）以及其他脏腑疾病影响到胃的正常功能，导致胃失和降、胃气上逆，都会引起呕吐。

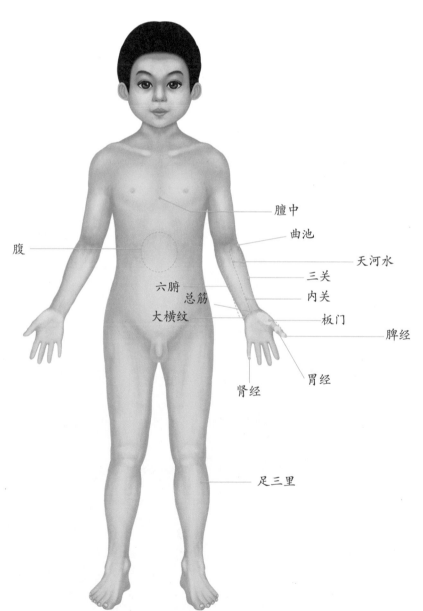

膻中
曲池
天河水
三关
内关
板门
脾经
胃经
肾经
足三里
腹
六腑
总筋
大横纹

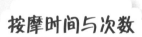

按摩时间与次数

呕吐严重的宝宝，每天按摩治疗2次；呕吐较轻的宝宝，每天按摩治疗1次。

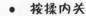

最贴心的护理

奶瓶

- 按摩治疗的同时，要积极治疗原发病
- 呕吐时让宝宝侧卧，以防呕吐物呛入气管
- 治疗期间注意节制饮食
- 呕吐较重时要暂时禁食

- 冷热适度
- 吃流质或半流质食物
- 避免生冷油腻食物
- 避免受凉
- 必要时补液治疗

宝宝衣服

按摩方法

- 推膻中
- 按揉内关
- 摩腹
- 按揉足三里
- 飞经走气

奶

基本按摩方法

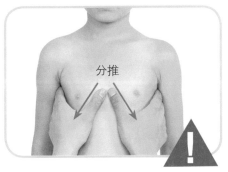

分推

1 推膻中：宝宝站立，妈妈用两手拇指桡侧缘自宝宝膻中向两侧分推至乳头下 100 次。力度适中，以宝宝感觉舒适为度。

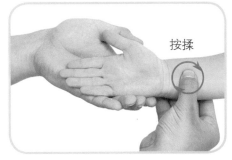

按揉

2 按揉内关：妈妈用拇指指端按揉宝宝内关 100 次。按揉此穴可以宽胸理气，和胃降逆。

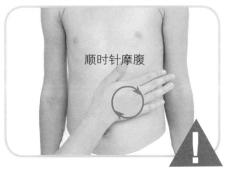

顺时针摩腹

3 摩腹：妈妈用手掌掌面或四指的指面放于宝宝腹部，按顺时针的方向摩腹 5 分钟。按摩的手法应轻重适宜，以宝宝感觉舒适为度。

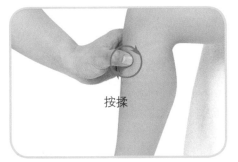

按揉

4 按揉足三里：按摩足三里有健脾和胃、调中理气、导滞通络的作用。妈妈用拇指指端按揉宝宝足三里 30 次。两侧可同时进行。

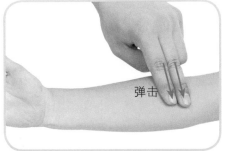

弹击

5 飞经走气：用右手拿住孩子手指，左手指从曲池弹击至总筋，反复几遍后，拿住阴穴、阳穴，右手屈伸摆动孩子四指 5 次。

寒吐型

寒性呕吐要多采取温补的方法。

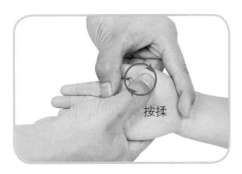

按揉

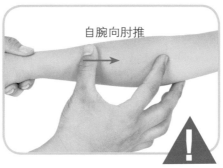

自腕向肘推

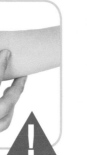

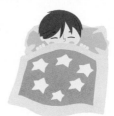

症状诊断

喜热恶寒

面色苍白

1 揉板门：板门位于宝宝手掌大鱼际处。妈妈用拇指螺纹面轻轻按揉宝宝板门 100 次。

2 推三关：妈妈用拇指桡侧面或食、中指螺纹面自宝宝的腕部向肘部推三关 300 次，推时用力要均匀，推到宝宝手臂微微发红。

热吐型

轻症呕吐每天按摩 1 次，呕吐严重时每天早晚各按摩 1 次。

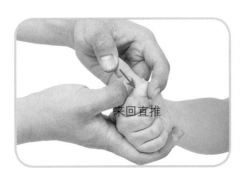

来回直推

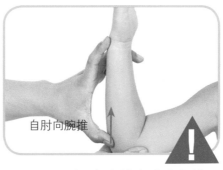

自肘向腕推

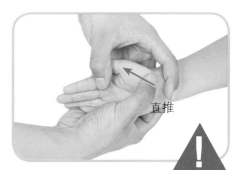

直推

1 推胃经：妈妈用拇指螺纹面来回直推宝宝胃经 400 次。两侧皆可进行，按摩时动作宜轻柔。

2 退六腑：宝宝站立或坐在椅子上，妈妈用拇指、中指螺纹面自宝宝肘向腕直推六腑 300 次。退六腑适应于一切热证。

3 横纹推向板门：横纹推向板门降逆止呕。妈妈用拇指螺纹面从宝宝大横纹向板门直推 300 次。

伤食吐型

加推下七节骨 100 次，治疗效果更好。

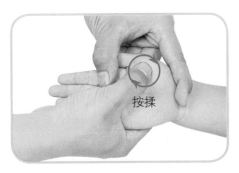

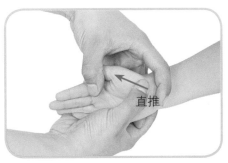

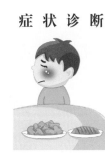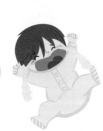

症 状 诊 断

厌食

烦躁不安

1 揉板门：板门位于宝宝手掌大鱼际处。妈妈用拇指螺纹面轻轻按揉宝宝板门 100 次。

2 横纹推向板门：横纹推向板门降逆止呕。妈妈用拇指螺纹面从宝宝大横纹向板门直推 300 次。

虚火吐型

轻症呕吐每天按摩 1 次，呕吐严重时每天早晚各按摩 1 次。

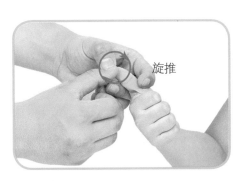

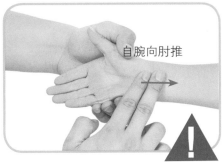

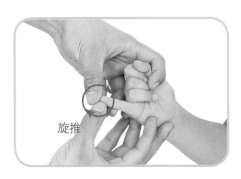

1 补脾经：补脾经能健脾和胃，补益气血。妈妈用拇指螺纹面旋推宝宝脾经 200 次。

2 清天河水：妈妈食指、中指并拢，自腕横纹向肘直推天河水 300~500 次。推时用力要均匀，向前推动，不要歪斜。

3 补肾经：肾经位于宝宝小指末节螺纹面。妈妈用拇指螺纹面轻轻旋推宝宝肾经 300 次。两侧皆可进行。

小儿惊风

惊风，是小儿时期较常见的中枢神经系统异常的紧急症状，婴幼儿更为多见。任何季节均可发生，一般以 1~5 岁为多见，年龄越小，发病率越高。其症情往往比较凶险，变化迅速，威胁生命。

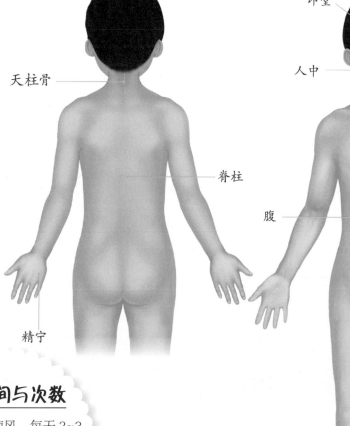

天柱骨

脊柱

精宁

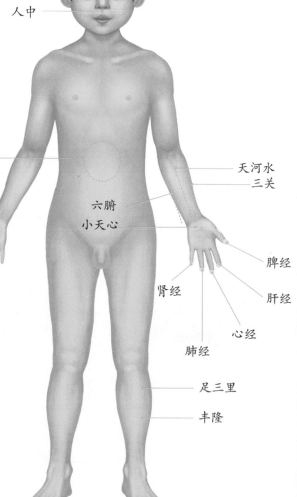

印堂

人中

腹

天河水
三关

六腑
小天心

脾经

肝经

肾经

心经

肺经

足三里

丰隆

按摩时间与次数

按摩治疗急惊风，每天 2~3
次，以镇惊安神为先。慢惊
风，每天 1 次，10 次为 1
个疗程。

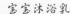

最贴心的护理

奶瓶

药

- 高热不退，有发生惊风的危险时，要立即去医院，不得贻误
- 惊风时不可乱摇乱晃
- 保证宝宝安静休息
- 减少刺激
- 宝宝抽搐时，不可强行牵拉，
- 以防拉伤筋骨
- 有高热惊厥史的宝宝，在外感发热初起时，要及时降温
- 按时预防接种
- 宝宝平时多加锻炼

宝宝沐浴乳

按摩方法

- 清心经
- 清肺经
- 清肝经
- 按揉足三里
- 按揉丰隆

浴巾

基本按摩方法

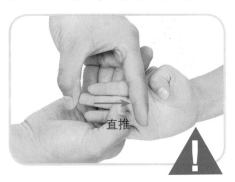

直推

1 清心经：心经位于宝宝中指末节螺纹面。妈妈用拇指螺纹面由宝宝指尖向指根方向直推心经300次。推时动作宜轻柔。

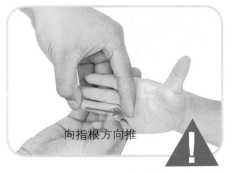

向指根方向推

2 清肺经：肺经在宝宝无名指掌面，打开宝宝手掌，妈妈用拇指螺纹面自宝宝指尖向指根方向直推肺经300次。

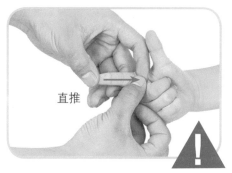

直推

3 清肝经：肝经宜清不宜补，若需补时，常用补肾经代之。妈妈用拇指螺纹面向宝宝指根方向直推肝经300次。

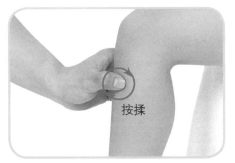

按揉

4 按揉足三里：按摩足三里有健脾和胃、调中理气、导滞通络的作用。妈妈用拇指指端按揉宝宝足三里30~50次。两侧可同时进行。

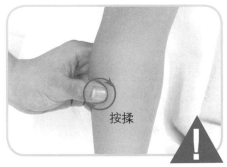

按揉

5 按揉丰隆：妈妈用拇指指端按揉宝宝丰隆30~50次。按摩丰隆时会有轻微的疼痛感，妈妈动作要轻柔一些。

急惊风型

急惊风的宝宝可视情况适当增加按摩次数和力度。

症状诊断

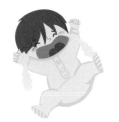

烦躁不安

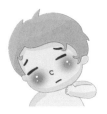

面红唇赤

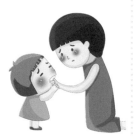

牙关紧急

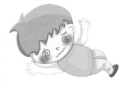

四肢抽搐、神识昏迷

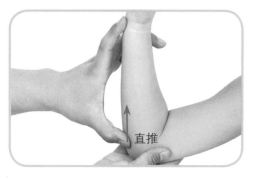

直推

1 退六腑：宝宝站立或坐在椅子上，妈妈用拇指、中指螺纹面自宝宝肘向腕直推六腑 300 次。退六腑适应于一切热证。

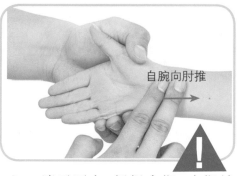

自腕向肘推

2 清天河水：妈妈食指、中指并拢，自腕横纹向肘直推天河水 300~500 次。推时用力要均匀，向前推动不要歪斜。

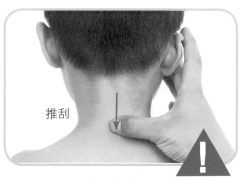

推刮

3 推刮天柱骨：妈妈用一手拇指桡侧面蘸取水或其他介质，单方向快速推动宝宝天柱骨 100 次。

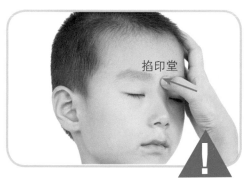

掐印堂

4 掐印堂、人中、精宁：妈妈用拇指指甲掐宝宝印堂、人中、精宁各 5~10 次。要控制好力度，切勿掐破皮肤。

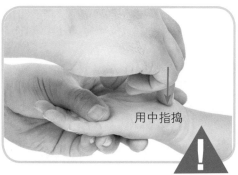

用中指捣

5 捣小天心：小天心位于宝宝双手大小鱼际交接处的凹陷中。妈妈用中指指端捣宝宝小天心 100~200 次。

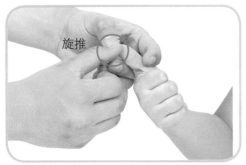

1 补脾经：补脾经能健脾和胃，补益气血。妈妈用拇指螺纹面旋推宝宝脾经 400 次。

旋推

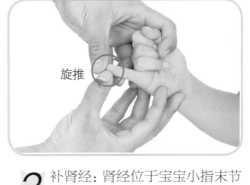

旋推

2 补肾经：肾经位于宝宝小指末节螺纹面。妈妈用拇指螺纹面轻轻旋推宝宝肾经 400 次。两侧皆可按摩。

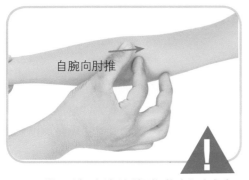

自腕向肘推

3 推三关：妈妈用拇指桡侧面或食、中指螺纹面自宝宝的腕部向肘部推三关 100 次，推时用力要均匀，推到宝宝手臂微微发红。

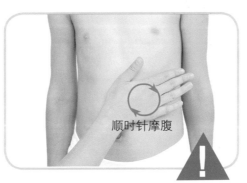

顺时针摩腹

4 摩腹：妈妈用手掌掌面或四指的指面放于宝宝腹部，按顺时针的方向摩腹 5 分钟。按摩的手法应轻重适宜，速度均匀，以宝宝感觉舒适为度。

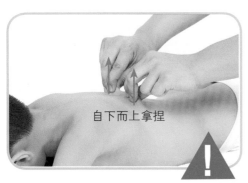

自下而上拿捏

5 捏脊：妈妈用拇指桡侧缘顶住宝宝皮肤，食、中二指前按，三指同时用力提拿肌肤，双手交替捻动，每捏 3 次，向上提拿 1 次。共操作 5 遍。

慢惊风型

宝宝好了，也可以通过捏脊来增强体质，预防复发。

症 状 诊 断

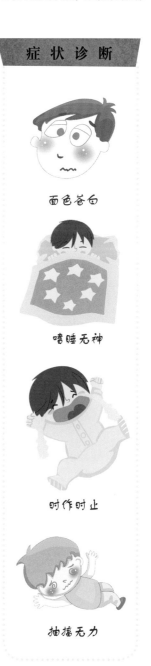

面色苍白

嗜睡无神

时作时止

抽搐无力

便秘

中医认为婴幼儿便秘的发生，主要是由于大肠传导功能失常，粪便在肠内停留太久，水分被吸收，从而粪质过于干燥、坚硬；或气滞不行，气虚传导无力；或病后体虚，津液耗伤，肠道干涩等原因所致。

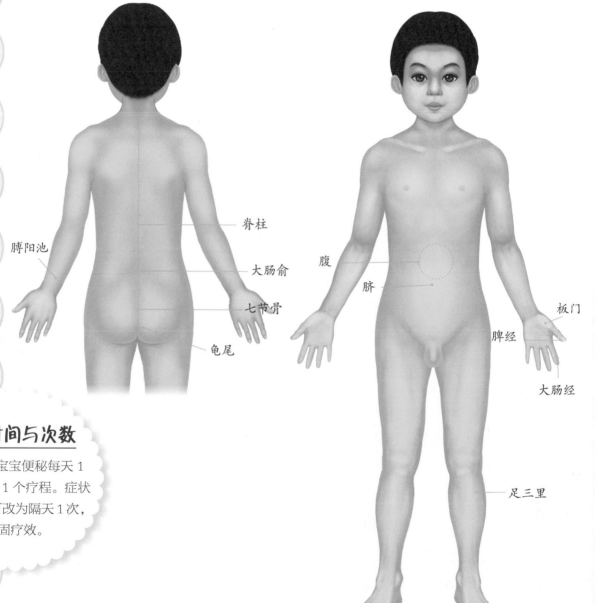

脊柱

大肠俞

七节骨

龟尾

膊阳池

腹

脐

板门

脾经

大肠经

足三里

按摩时间与次数

按摩治疗宝宝便秘每天 1 次，5 次为 1 个疗程。症状减轻后，可改为隔天 1 次，以巩固疗效。

最贴心的护理

- 培养宝宝按时排便的习惯
- 每次排便后用温水洗净肛门
- 鼓励宝宝多食高纤维的蔬菜
- 多吃绿叶蔬菜
- 吃适量苹果和香蕉
- 喝一些白萝卜水

- 少食辛辣刺激食品
- 不要吃太多肉类
- 适当参加户外活动
- 少食多餐
- 多喝白开水

浴巾

被子

按摩方法

- 按揉膊阳池
- 揉板门
- 揉龟尾
- 按揉大肠俞
- 按揉足三里

玩具

基本按摩方法

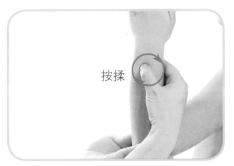

按揉

1 按揉膊阳池：膊阳池为治疗便秘主穴。妈妈用拇指指端按揉宝宝膊阳池 200 次。可两侧同时进行，力度稍大。

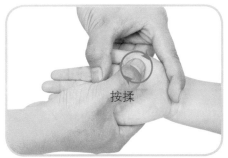

按揉

2 揉板门：板门位于宝宝手掌大鱼际处。妈妈用拇指螺纹面轻轻按揉宝宝板门 300 次。

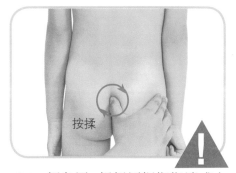

按揉

!

3 揉龟尾：妈妈用拇指指端或中指指端按揉宝宝龟尾 300 次，以产生温热感为度。按摩时，妈妈注意修剪指甲。

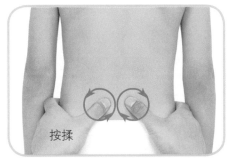

按揉

4 按揉大肠俞：妈妈用拇指指端按揉宝宝大肠俞 100 次。大肠俞主治腹痛、腹胀、腹泻、便秘、痢疾等。

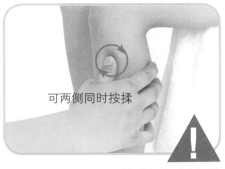

可两侧同时按揉

!

5 按揉足三里：按摩足三里有健脾和胃、调中理气、导滞通络的作用。妈妈用拇指指端按揉宝宝足三里 50 次。两侧可同时进行。

虚证便秘型

按摩手法要轻快、柔和、深浅适度。

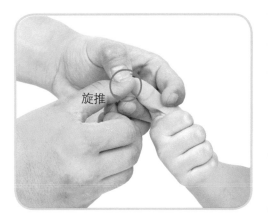

旋推

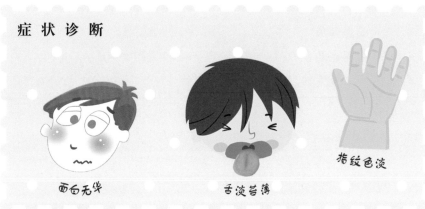

症 状 诊 断

面白无华　　　舌淡苔薄　　　指纹色淡

1 补脾经：补脾经能健脾和胃，补益气血。妈妈用拇指螺纹面旋推宝宝脾经 400 次。

3 捏脊：妈妈用拇指桡侧缘顶住宝宝皮肤，食、中二指前按，三指同时用力提拿肌肤，双手交替捻动，自下而上，向前推行，每捏 3 次，向上提拿 1 次。共操作 5 遍。

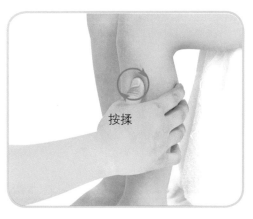

按揉

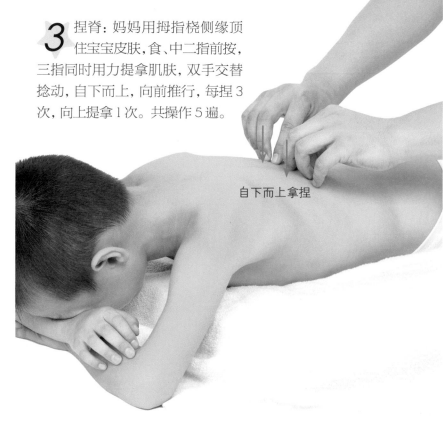

自下而上拿捏

2 按揉足三里：按摩足三里有健脾和胃、调中理气、导滞通络的作用。妈妈用拇指指端按揉宝宝足三里 3 分钟。

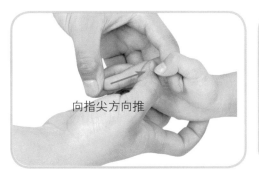

向指尖方向推

1 清大肠：大肠位于宝宝双手食指桡侧缘，自食指尖至虎口成一直线。妈妈用拇指螺纹面来回直推宝宝大肠经各 200 次。

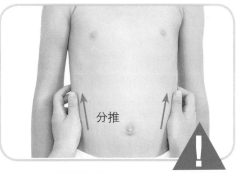

分推

2 分推腹阴阳：妈妈以两手掌大鱼际部着力从前正中线向两侧分推 200 次左右。推时力度要适中，不要让宝宝感觉疼痛。

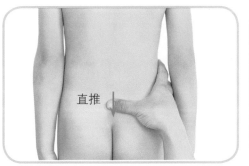

直推

3 推七节骨：妈妈用拇指桡侧缘自上向下直推宝宝七节骨 300 次。七节骨主治腹泻、久痢、便秘、脱肛等。

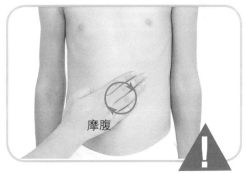

摩腹

4 摩腹：妈妈用手掌掌面或四指的指面放于宝宝腹部，按顺时针的方向摩腹 5~10 分钟。按摩的手法应轻重适宜，速度均匀，以宝宝感觉舒适为度。

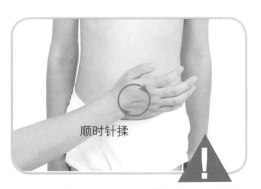

顺时针揉

5 揉脐：妈妈以一手掌根部顺时针按揉宝宝脐部 300 次。揉脐时，手法要轻快柔和，力度要适中，不要让宝宝感觉疼痛。

实证便秘型

按摩手法要轻快、柔和、深浅适度，以宝宝感觉舒适为宜。

症状诊断

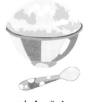

大便干结、便质干硬

纳食减少

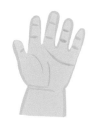

指纹色紫

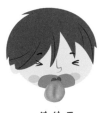

苔黄厚

厌食

厌食导致孩子的身长、体重不够正常的标准，如不纠正就会继发营养不良、贫血等。本病一般没有太大的危险性，只要一方面治疗继发的疾病，一方面调整喂养习惯，孩子就可以恢复得和正常小儿一样健康活泼。

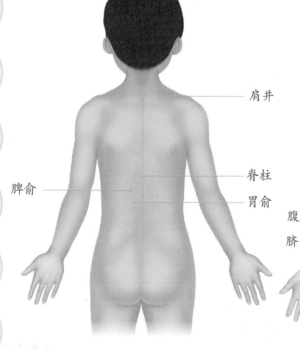

肩井

脊柱

胃俞

脾俞

腹脐

天河水

胃经

脾经

四横纹

足三里

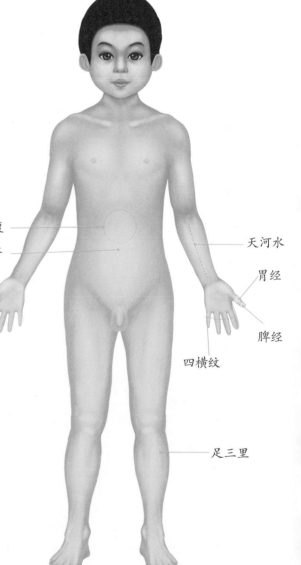

按摩时间与次数

按摩治疗每天 1 次，10 次为 1 个疗程。轻者只需 1 个疗程就可治愈，重者要按摩 2~4 个疗程。

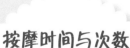

宝宝沐浴乳

最贴心的护理

- 纠正小儿偏食的习惯
- 家长做好榜样，不偏食
- 6个月以上的宝宝食品要适当搭配蛋白质、淀粉类
- 给宝宝添加辅食要多样化
- 把食物做成宝宝喜欢的样子
- 吃易于消化的食物
- 少吃零食
- 不要强迫宝宝进食
- 让宝宝一起动手做食物
- 创造轻松愉悦的进食环境

馒头

按摩方法

- 补脾经
- 捏脊
- 按揉足三里
- 总收法

浴巾

基本按摩方法

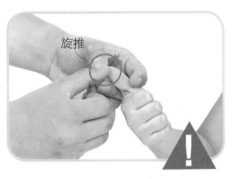
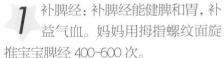

1 补脾经：补脾经能健脾和胃，补益气血。妈妈用拇指螺纹面旋推宝宝脾经400~600次。

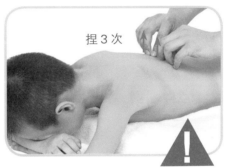

2 捏脊：用拇指桡侧缘顶住宝宝皮肤，食、中二指提拿肌肤，双手交替捻动，自下而上，向前推行，每捏3次，向上提拿1次。共操作5遍。

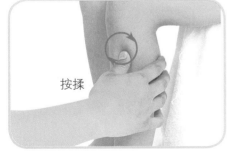

3 按揉足三里：按摩足三里有健脾和胃、调中理气、导滞通络的作用。妈妈用拇指螺纹面按揉宝宝足三里30次。两侧可同时进行。

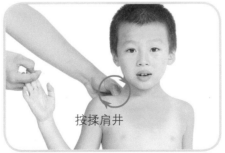

4 总收法：宝宝取站立姿势，妈妈用左手拇指或食、中指按揉宝宝肩井穴部。

脾失健运型

厌食严重的宝宝每天早晚各按摩1次。

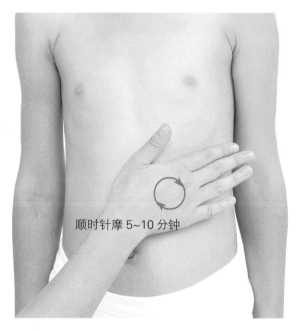

顺时针摩 5~10 分钟

1 摩腹：妈妈用手掌掌面或四指的指面放于宝宝腹部，按顺时针的方向摩腹 5~10 分钟。按摩的手法应轻重适宜，速度均匀，以宝宝感觉舒适为度。

症 状 诊 断

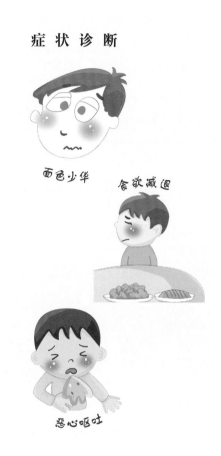

面色少华

食欲减退

恶心呕吐

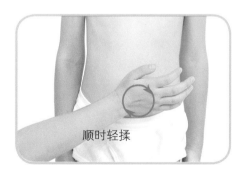

顺时轻揉

2 揉脐：妈妈以一手掌根部顺时针按揉宝宝脐部 300 次。揉脐时，手法要轻快柔和，力度要适中，不要让宝宝感觉疼痛。

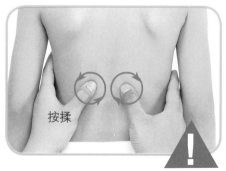

按揉

3 按揉脾俞：脾俞位于第 11 胸椎棘突下，旁开 1.5 寸，左右各一穴。妈妈用拇指指端按揉宝宝脾俞 100 次左右。

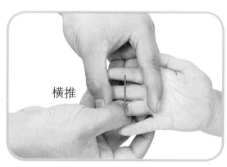

横推

4 推四横纹：小儿四指并拢，父母用拇指螺纹面从食指横纹推向小指横纹 100~300 次。

胃阴不足型

此按摩方法进行完后，可给宝宝捏脊3分钟，疗效更佳。

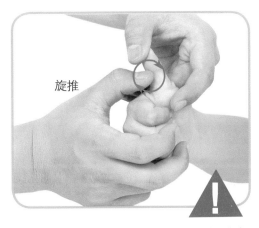

旋推

1 补胃经：妈妈用拇指螺纹面旋推宝宝胃经300~500次。两侧皆可进行，按摩时动作宜轻柔。

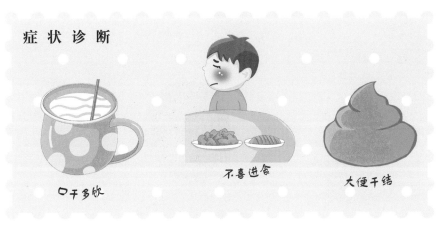

症状诊断

口干多饮　　不喜进食　　大便干结

3 清天河水：妈妈食指、中指并拢，自腕横纹向肘直推天河水100次。推时用力要均匀，向前推动不要歪斜。

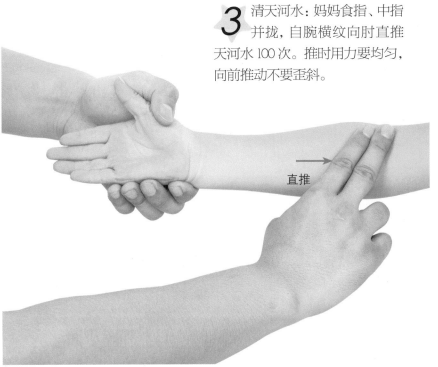

直推

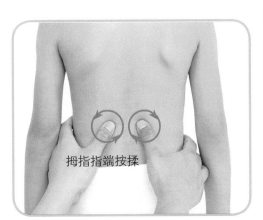

拇指指端按揉

2 按揉胃俞：胃俞位于第12胸椎棘突下，旁开1.5寸，左右各一穴。妈妈用拇指指端按揉宝宝胃俞100次左右。

暑热症

对症加减

病症分型

2

时间

10~15
分钟

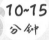

取穴

11
部位

　　小儿暑天长期发热，伴有口渴多饮、多尿、少汗或无汗，天气愈热体温愈高，与气候关系密切，为婴幼儿时期所特有，多见于 6 个月至 2 周岁者，故又称"小儿夏季热"。按摩治疗本病以清热解暑为主。

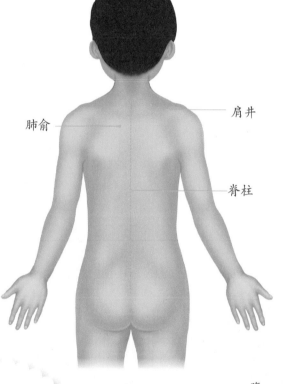

肺俞

肩井

脊柱

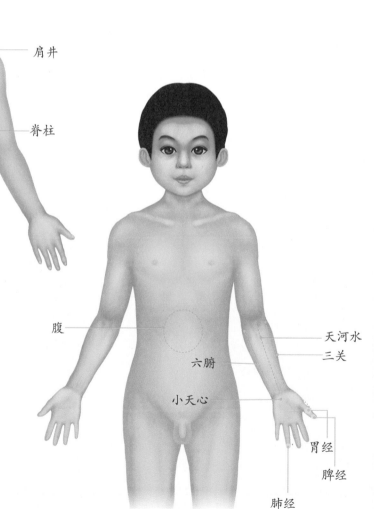

腹

六腑

小天心

天河水

三关

胃经

脾经

肺经

按摩时间与次数

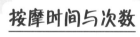

按摩治疗每天 1 次，10 次为 1 个疗程。症状减轻后，可改为隔天 1 次，以巩固疗效。

宝宝沐浴乳

最贴心的护理

磨牙棒

- 夏日居处要注意通风
- 夏日保持凉爽
- 给宝宝洗温水浴
- 多喝水
- 给宝宝服淡糖盐凉开水
- 多喝绿豆汤
- 多喝西瓜汁
- 连续发作 3 年，对已患过暑热症的小儿，在第二年夏季前应先按摩预防
- 注意测量宝宝体温

水瓶

按摩方法

- 清天河水
- 退六腑
- 推脊
- 摩腹
- 总收法

基本按摩方法

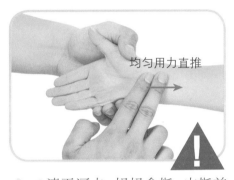

均匀用力直推

1 清天河水：妈妈食指、中指并拢，自腕横纹向肘直推天河水 300~500 次。推时用力要均匀，向前推动不要歪斜。

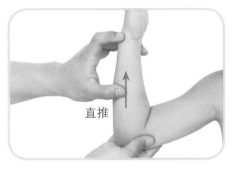

直推

2 退六腑：宝宝站立或坐在椅子上，妈妈用拇指螺纹面自宝宝肘向腕直推六腑 300 次。退六腑适应于一切热证。

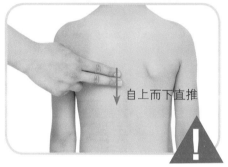

自上而下直推

3 推脊：妈妈用食、中二指螺纹面自上而下直推宝宝脊柱 100 次。推脊重在清热，捏脊功擅健体。

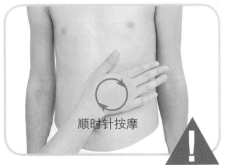

顺时针按摩

4 摩腹：妈妈用手掌掌面或四指的指面放于宝宝腹部，按顺时针的方向摩腹 3 分钟。按摩的手法应轻重适宜，以宝宝感觉舒适为度。

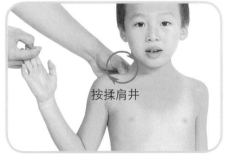

按揉肩井

5 总收法：宝宝取站立姿势，妈妈用左手拇指或食、中指按揉宝宝肩井穴部，右手拿住宝宝同侧手指，屈伸肘腕并摇动宝宝上肢 20 次左右。

暑伤肺胃型

按摩治疗每天 1 次,10 次为 1 个疗程。

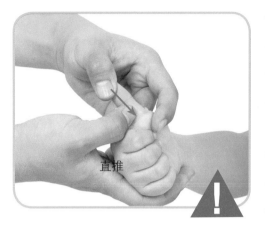

直推

1 清胃经:妈妈用拇指螺纹面向指根方向直推宝宝胃经 300 次。两侧皆可进行,推时动作宜轻柔。

症 状 诊 断

发热持续不退　　口渴多饮　　舌质红

3 掐揉小天心:小天心位于宝宝双手大小鱼际交接处的凹陷中。妈妈用拇指指端掐揉宝宝小天心 100 次。注意不要用力太大,以免宝宝感觉疼痛。

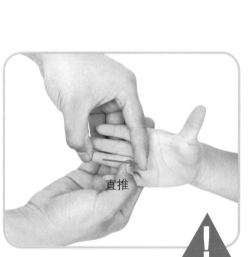

直推

2 清肺经:肺经在宝宝无名指掌面,打开宝宝手掌,妈妈用拇指螺纹面自宝宝指尖向指根方向直推肺经 300 次。

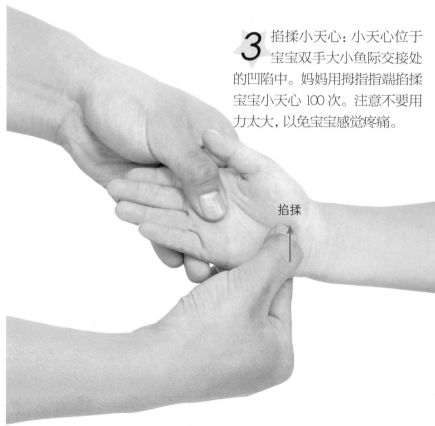

掐揉

上盛下虚型

如果是中暑又患上感冒的宝宝，要加揉太阳穴 1 分钟，拿肩井 5~10 次。

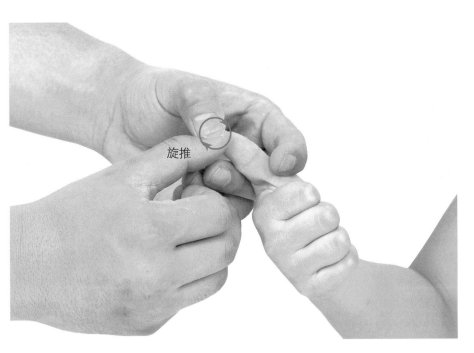

旋推

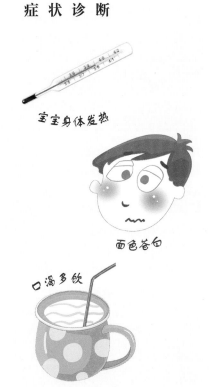

症 状 诊 断

宝宝身体发热

面色苍白

口渴多饮

1 补脾经：补脾经能健脾和胃，补益气血。妈妈用拇指螺纹面旋推宝宝脾经 400 次。

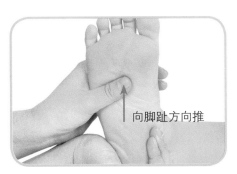

向脚趾方向推

2 推涌泉：宝宝躺在床上，妈妈用一手拖住宝宝脚跟，用另一手拇指螺纹面向脚趾方向推宝宝涌泉 100~300 次。

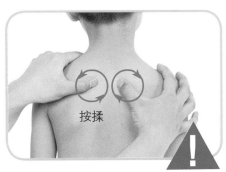

按揉

3 按揉肺俞：宝宝站立或取坐姿，妈妈用拇指指端按揉宝宝肺俞 10 次，需稍用力。注意指甲不要划伤宝宝皮肤。

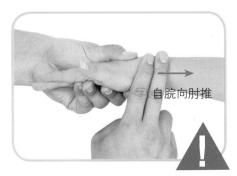

自腕向肘推

4 推三关：妈妈用拇指桡侧面或食、中指螺纹面自宝宝的腕部向肘部推三关 100 次，推时用力要均匀，推到宝宝手臂微微发红。

疳积

疳积与现代医学所说的"小儿营养不良"相类似，是因蛋白质、能量不足所引起的一种慢性营养缺乏症，主要由于喂养不当或摄入不足所致，也可继发于某些疾病。本病多见于 3 岁以内婴幼儿。

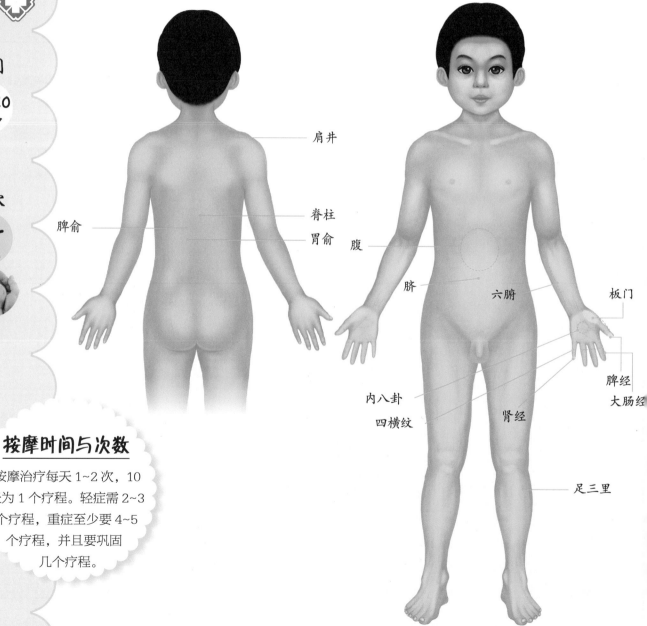

肩井

脊柱

胃俞

脾俞

腹

脐

六腑

板门

脾经
大肠经

内八卦

四横纹

肾经

足三里

按摩时间与次数

按摩治疗每天 1~2 次，10 天为 1 个疗程。轻症需 2~3 个疗程，重症至少要 4~5 个疗程，并且要巩固几个疗程。

最贴心的护理

- 饮食的营养成分要高
- 烹调的色、香、味要能促进孩子的食欲
- 食物要易于消化
- 人工喂养的宝宝可用牛乳或豆浆做代乳品
- 夏天不宜断奶
- 加强锻炼，多晒太阳
- 注意饮食卫生，预防传染病
- 及时治疗慢性病
- 唇裂、颚裂孩子尽早矫治

豆浆

围嘴

宝宝食物
按摩方法

- 补脾经
- 摩腹
- 按揉足三里
- 捏脊
- 揉脐
- 总收法

基本按摩方法

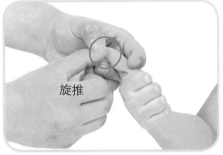
旋推

1 补脾经：补脾经能健脾和胃，补益气血。妈妈用拇指螺纹面旋推宝宝脾经 400~600 次。

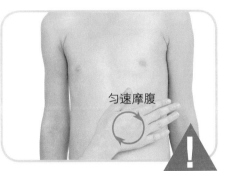
匀速摩腹

2 摩腹：妈妈用手掌掌面或四指的指面放于宝宝腹部，按顺时针的方向摩腹 5~10 分钟。按摩的手法应轻重适宜，速度均匀。

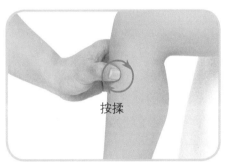
按揉

3 按揉足三里：按摩足三里有健脾和胃、调中理气、导滞通络的作用。妈妈用拇指指端按揉宝宝足三里 50 次。两侧可同时进行。

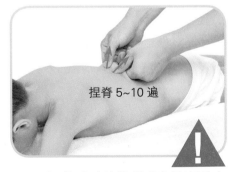
捏脊 5~10 遍

4 捏脊：妈妈用拇指桡侧缘顶住宝宝皮肤，食、中二指前按，三指同时用力提拿肌肤，双手交替捻动，每捏 3 次，向上提拿 1 次。共操作 5~10 遍。

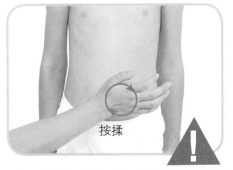
按揉

5 揉脐：妈妈以一手掌根部顺时针按揉宝宝脐部 100~600 次。揉脐时，手法要轻快柔和，力度要适中，不要让宝宝感觉疼痛。

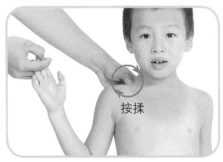
按揉

6 总收法：用左手拇指或食、中指按揉小儿肩井穴部，右手拿住其同侧手指，屈伸肘腕并摇动其上肢 20 次左右。

积滞伤脾型

早晨给宝宝用摩腹、揉脐、捏脊的方法按摩 1 次，晚上进行对症按摩，效果更佳。

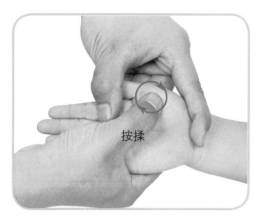

按揉

1 揉板门：板门位于宝宝手掌大鱼际处。妈妈用拇指螺纹面轻轻按揉宝宝板门 400 次。

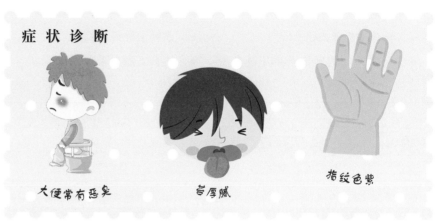

症 状 诊 断

大便常有恶臭　　　舌厚腻　　　指纹色紫

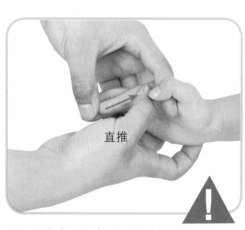

直推

2 清大肠：大肠位于宝宝双手食指桡侧缘，自食指尖至虎口成一直线。妈妈用拇指螺纹面自指端向指尖方向直推大肠经 200~400 次。

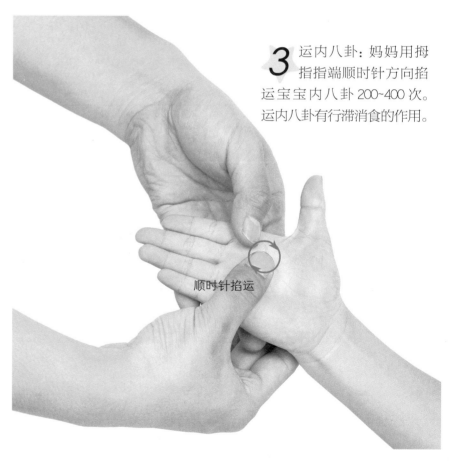

顺时针掐运

3 运内八卦：妈妈用拇指指端顺时针方向掐运宝宝内八卦 200~400 次。运内八卦有行滞消食的作用。

气血两亏型

每天按摩 1 次，需长期坚持，以巩固疗效。晚上进行对症按摩，效果更佳。

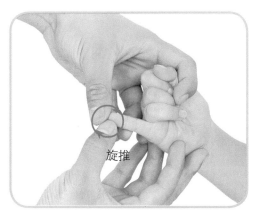

旋推

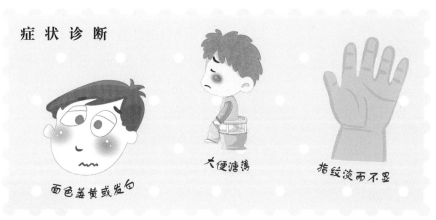

症状诊断

面色萎黄或发白　　大便溏薄　　指纹淡而不显

1 补肾经：肾经位于宝宝小指末节螺纹面。妈妈用拇指螺纹面轻轻旋推宝宝肾经 400~600 次。两侧皆可按摩。

3 掐揉四横纹：妈妈用拇指指端进行掐揉，每揉 3~5 次掐 1 次，从宝宝的食指纹掐揉至小指纹，四横纹各 30~50 次。

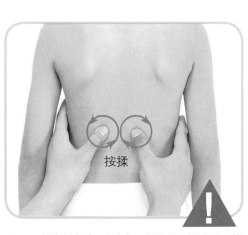

按揉

⚠️

2 按揉脾俞、胃俞：妈妈用拇指指端按揉宝宝脾俞、胃俞各 50~100 次。按摩力度以宝宝感觉舒适为宜。

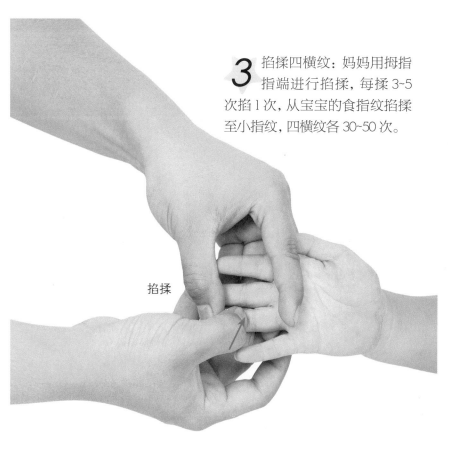

掐揉

鹅口疮

病症分型

无 ✚

时间

10~15
分钟

取穴

5
部位

鹅口疮，俗称白口糊，为口腔黏膜白色念珠菌感染所致。常见于新生儿和 3 个月以下的婴儿，营养不良和抵抗力弱的小儿也容易发生。

白色念珠菌常在健康人的口腔和胃肠道、阴道、皮肤等处寄生，婴儿免疫力低下，易受感染而发病。它可经孕妇的产道感染，或出生后给不洁奶瓶，或母亲哺乳时不注意卫生而引起。另外，营养不良、长期腹泻、滥用抗生素及激素等亦可致病。

鹅口疮的主症为口腔舌上布满白色糜点，形如鹅口，故有此名。对清热泻火，按摩治疗鹅口疮有一定的疗效。

按摩时间与次数

按摩治疗每天 2 次，直至治愈。若效果不明显，应增加按摩次数，并配合药物治疗。

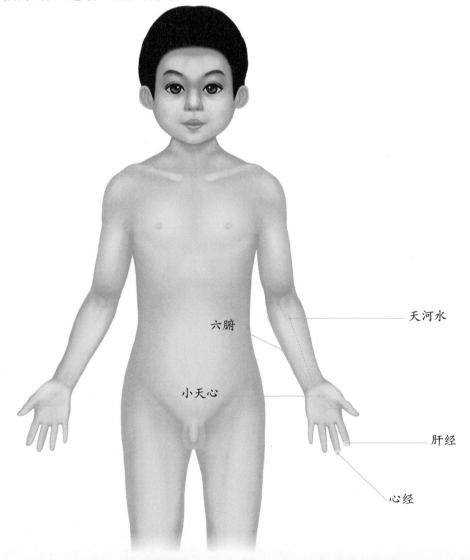

六腑

小天心

天河水

肝经

心经

奶瓶

最贴心的护理

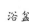
浴盆

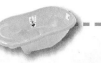
毛巾

按摩方法

- 保持口腔清洁
- 流口水者可戴围嘴或在胸前垫一小毛巾，湿了及时更换
- 注意给孩子饮水
- 可用制霉菌素研成末与鱼肝油滴剂调匀，涂搽在创面上，每4

- 小时用药1次，疗效显著
- 保持餐具和食品的清洁
- 奶瓶、奶头、碗勺等专人专用
- 母乳喂养的宝宝每次喂奶前，妈妈应先洗手，清洁乳头

浴巾

- 清天河水
- 退六腑
- 清肝经
- 清心经
- 掐揉小天心
- 擦涌泉

基本按摩方法

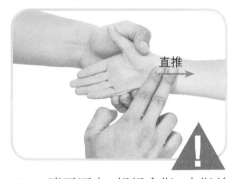
直推

1 清天河水：妈妈食指、中指并拢，自腕横纹向肘直推天河水300次。推时用力要均匀，向前推动不要歪斜。

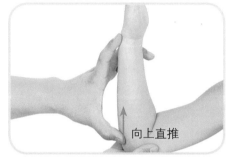
向上直推

2 退六腑：宝宝站立或坐在椅子上，妈妈用拇指螺纹面自宝宝肘向腕直推六腑100次。退六腑适应于一切热证。

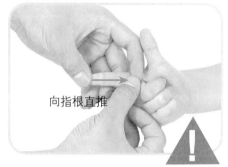
向指根直推

3 清肝经：肝经宜清不宜补，若需补时，常用补肾经代之。妈妈用拇指螺纹面向宝宝指根方向直推肝经100次。

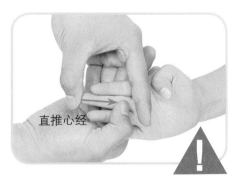
直推心经

4 清心经：心经位于宝宝中指末节螺纹面。妈妈用拇指螺纹面向宝宝指根方向直推心经300次。推时动作宜轻柔。

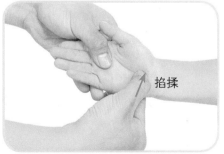
掐揉

5 掐揉小天心：小天心位于宝宝双手大小鱼际交接处的凹陷中。妈妈用拇指指端掐揉宝宝小天心100次。注意不要用力太大。

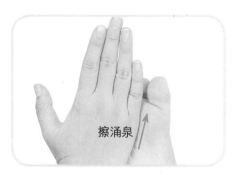
擦涌泉

6 擦涌泉：涌泉位于宝宝足掌心前1/3与后2/3交界处。宝宝躺在床上，妈妈用一手托住宝宝脚跟，另一手小鱼际擦涌泉至热。

对症加减

婴幼儿腹泻

婴幼儿腹泻是一组由多种原因引起的临床症状，不包括菌痢、伤寒、霍乱等肠道传染病。发病年龄多在 3 岁以下，尤其是 1 岁以下的婴儿，夏秋季多见。临床除腹泻和呕吐外，孩子伴有发热、脱水等症状。

病症分型
4

时间
10~15
分钟

取穴
14
部位

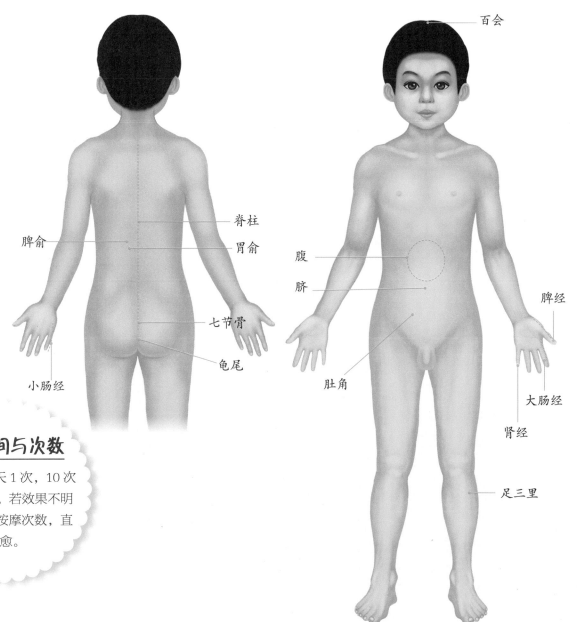

脊柱
胃俞
脾俞
七节骨
龟尾
小肠经

百会
腹
脐
脾经
肚角
大肠经
肾经
足三里

按摩时间与次数

按摩治疗每天 1 次，10 次为 1 个疗程。若效果不明显，应增加按摩次数，直至治愈。

最贴心的护理

帽子

- 轻症不必禁食补液
- 重症要禁食 8~16 小时
- 禁食之后饮食从少到多，从稀到稠，需 3~10 天恢复至正常饮食
- 重症宝宝要静脉输液
- 提倡母乳喂养

- 如因减少饮食，宝宝哭闹不安，应在喂奶前先喂一些淡糖盐水
- 注意饮食卫生
- 加强宝宝的身体锻炼
- 多晒太阳

奶瓶

按摩方法

- 补肾经
- 摩腹
- 揉脐
- 揉龟尾
- 推七节骨

基本按摩方法

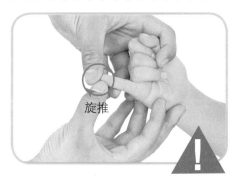

旋推

1 补肾经：肾经位于宝宝小指末节螺纹面。妈妈用拇指螺纹面轻轻旋推宝宝肾经 400 次。两侧皆可按摩。

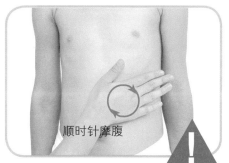

顺时针摩腹

2 摩腹：妈妈用手掌掌面或四指的指面放于宝宝腹部，按顺时针的方向摩腹 5~10 分钟。伤食、湿热引起的腹泻要顺时针摩腹。

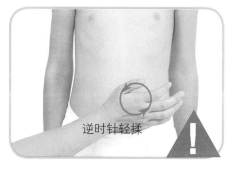

逆时针轻揉

3 揉脐：妈妈以一手掌根部逆时针按揉宝宝脐部 300 次。揉脐时，手法要轻快柔和，力度要适中，不要让宝宝感觉疼痛。

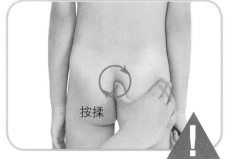

按揉

4 揉龟尾：妈妈用拇指指端或中指指端按揉宝宝龟尾 300 次，以产生温热感为度。按摩时妈妈注意修剪指甲。

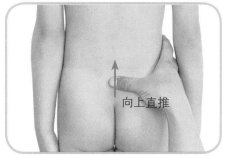

向上直推

5 推下七节骨：伤食、湿热所引起的腹泻要推下七节骨。脾虚所引起的要推上七节骨，用拇指桡侧缘自下向上直推七节骨穴 300 次。

寒湿泻型

推上七节骨之后，再按揉龟尾 100 次，效果更明显。

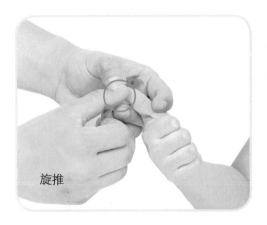

旋推

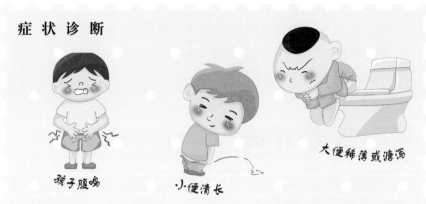

症状诊断

肚子腹鸣　小便清长　大便稀薄或溏泻

1 补脾经：补脾经能健脾和胃，补益气血。妈妈用拇指螺纹面旋推宝宝脾经 400 次。

3 捏脊：妈妈用拇指桡侧缘顶住皮肤，食、中二指前按，三指同时用力提拿宝宝肌肤，双手交替捻动，自下而上，向前推行，每捏 3 次，向上提拿 1 次。共操作 3~5 遍。

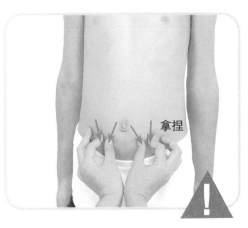

拿捏

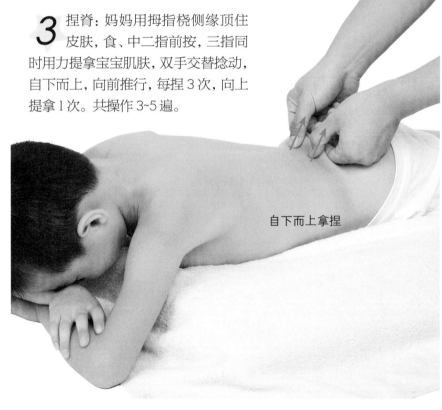

自下而上拿捏

2 拿肚角：以拇指和食、中二指相对用力拿捏宝宝肚角，左右各 10 次。注意不要用力过度，以防宝宝感觉疼痛。

湿热泻型

每天早晚各按摩1次，痊愈后可改用揉中脘、摩腹、捏脊的保健按摩手法。

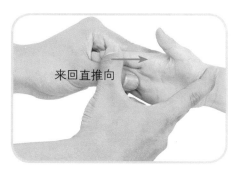

来回直推向

1 推大肠：大肠位于宝宝双手食指桡侧缘，自食指尖至虎口成一直线。妈妈用拇指螺纹面来回直推宝宝大肠经各200次。

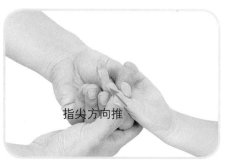

指尖方向推

2 清小肠：妈妈用拇指螺纹面向指尖方向直推小肠经100次。推时力度轻柔，速度均匀。

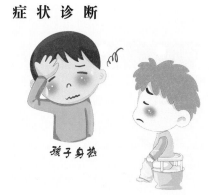

症状诊断

孩子身热

大便稀薄

伤食泻型

伤食泻较重的宝宝，还可按摩脾经、大肠经、板门和内八卦。

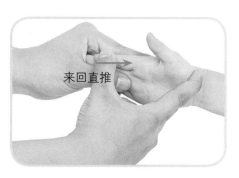

来回直推

1 推大肠：大肠位于宝宝双手食指桡侧缘，自食指尖至虎口成一直线。妈妈用拇指螺纹面来回直推宝宝大肠经各200次。

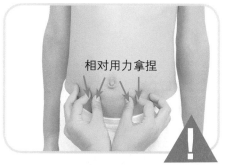

相对用力拿捏

2 拿肚角：以拇指和食、中二指相对用力拿捏肚角，左右各10次。注意不要用力太大，以防让宝宝感觉疼痛。

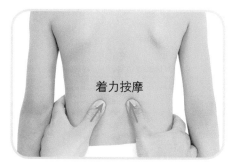

着力按摩

3 按胃俞：妈妈用拇指指端重按宝宝胃俞50次。按摩胃俞主治胸胁痛、胃脘痛、呕吐、腹胀、肠鸣、疳积等。

脾虚泻型

常给宝宝捏脊,可防治宝宝腹泻。每晚睡前按摩,效果更加。

症 状 诊 断

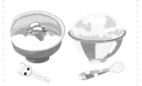

孩子吃得少

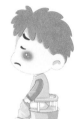

腹泻久

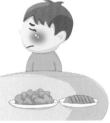

厌食

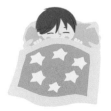

怕冷、头痛

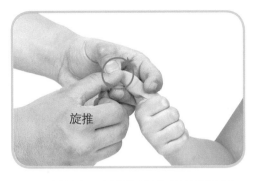

旋推

1 补脾经:妈妈用拇指螺纹面旋推宝宝脾经 400 次。补脾经能健脾和胃,补益气血。

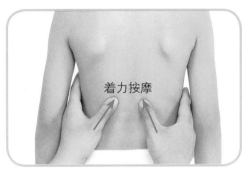

着力按摩

2 按脾俞:妈妈用拇指指端重按宝宝脾俞 50 次。按摩脾俞主治腹胀、腹痛、呕吐、腹泻、消化不良、疳积、背痛等。

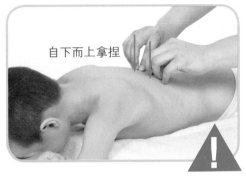

自下而上拿捏

3 捏脊:妈妈用拇指桡侧缘顶住宝宝皮肤,食、中二指前按,三指同时用力提拿肌肤,双手交替捻动,自下而上,向前推行,每捏 3 次,向上提拿 1 次。共操作 3~5 遍。

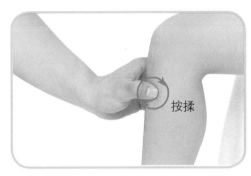

按揉

4 按揉足三里:按摩足三里有健脾和胃、调中理气、导滞通络的作用。妈妈用拇指指端按揉宝宝足三里 3 次。两侧可同时进行。

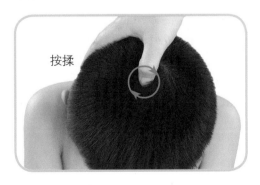

按揉

5 按揉百会:百会位于耳尖直上,头顶正中。妈妈用拇指螺纹面轻轻按揉宝宝百会 100~300 次。

婴幼儿肺炎

肺炎为小儿的常见病，3 岁以内的婴幼儿在冬、春季患肺炎较多，可由病毒或细菌引起。不论哪种病原体引起的肺炎，孩子均有不同程度的发热、咳嗽、呼吸急促、呼吸困难和肺部罗音等。

病症分型

3

时间

10~15
分钟

取穴

21
部位

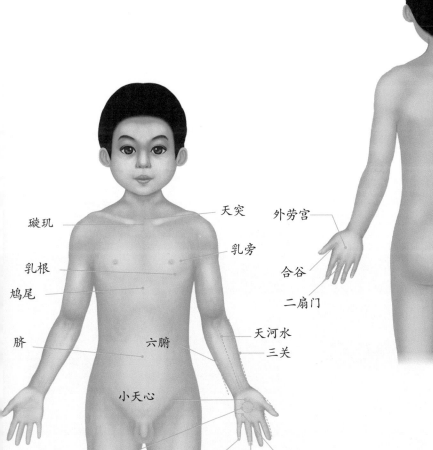

璇玑
天突
乳根
乳旁
鸠尾
脐
六腑
天河水
三关
小天心
内八卦
肺经
掌小横纹
肾经

外劳宫
合谷
二扇门

肩井
风门
肺俞
肾俞

按摩时间与次数

按摩治疗每天 2 次，直至完全治愈。以后改为隔天 1 次，并坚持一段时间，以巩固疗效。

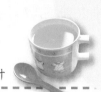

最贴心的护理

洗脸盆 　　　裹被 　　　棉签、温开水

- 保持室内适宜的湿度
- 穿衣盖被均不宜太厚，以免过热诱发气喘
- 用温水洗净脸、手及臀部
- 每日早晚，用棉签蘸温开水，清洁鼻腔
- 适当饮水
- 饮水时可加少量橘子汁等
- 室内要阳光充足，暖和
- 每日开窗通风两次
- 开窗时避免对流风

橙汁

按摩方法

- 清肺经
- 推三关
- 退六腑
- 运内八卦、揉天突
- 揉肺俞、风门
- 总收法

基本按摩方法

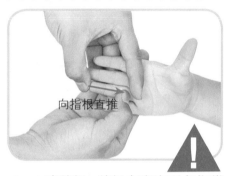

向指根直推

1 清肺经：肺经在宝宝无名指掌面，打开宝宝手掌，妈妈用拇指螺纹面自宝宝指尖向指根方向直推肺经 200~500 次。

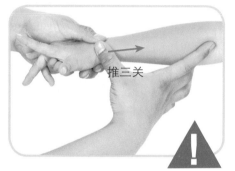

推三关

2 推三关：妈妈用拇指桡侧面或食、中指螺纹面自宝宝的腕部向肘部推三关 100~300 次，推时用力要均匀，推到宝宝手臂微微发红。

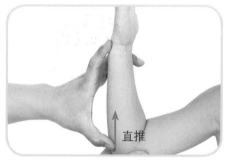

直推

3 退六腑：宝宝站立或坐在椅子上，妈妈用拇指螺纹面自宝宝肘向腕直推六腑 100~300 次。退六腑适应于一切热证。

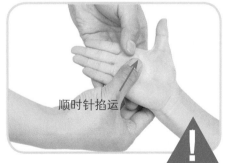

顺时针掐运

4 运内八卦、揉天突：妈妈用拇指指端顺时针方向掐运宝宝内八卦 300 次，然后用中指指端按揉宝宝天突 100 次。

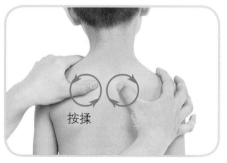

按揉

5 揉肺俞、风门：宝宝站立，妈妈用两手拇指指端按揉宝宝肺俞、风门各 100 次。注意指甲不要划伤宝宝皮肤。

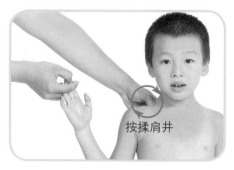

按揉肩井

6 总收法：用左手拇指或食、中指按揉小儿肩井穴部，右手拿住其同侧手指，屈伸肘腕并摇动其上肢 20 次左右。

74 妈妈按 宝宝安

风寒闭肺型

如果分不清宝宝是哪种肺炎，可以用基本疗法每天按摩 2 次。症状减轻后，可改为每天按摩 1 次。

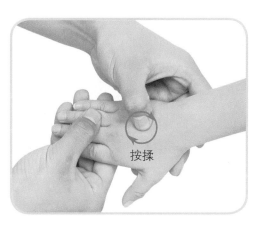

按揉

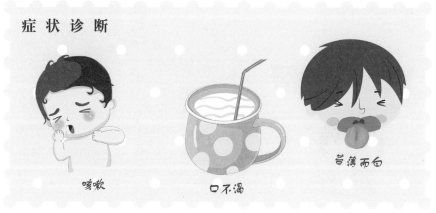

症状诊断

咳嗽 　　口不渴 　　苔薄而白

1 揉外劳宫：外劳宫位于宝宝手背上，与劳宫对应的位置。妈妈用一手托住宝宝四指，另一手拇指指端轻轻按揉宝宝外劳宫 300 次。

3 拿合谷：妈妈用拇、食指螺纹面相对用力拿捏宝宝合谷 20 次。拿捏时注意不要用力太大，以宝宝感觉舒适为度。

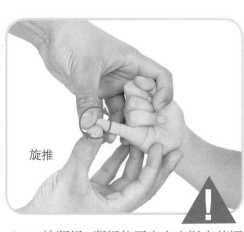

旋推

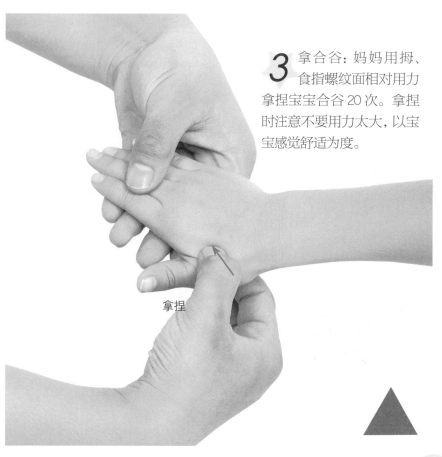

拿捏

2 补肾经：肾经位于宝宝小指末节螺纹面。妈妈用拇指螺纹面轻轻旋推宝宝肾经 200~500 次。两侧皆可按摩。

风热闭肺型

被风热侵犯的宝宝可加揉太阳穴 1 分钟。

症 状 诊 断

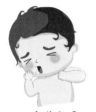

咳嗽气急

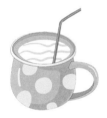

口渴

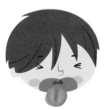

苔薄而黄

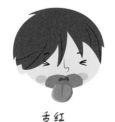

舌红

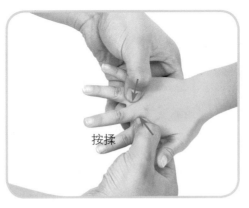

按揉

1 揉外劳宫：外劳宫位于宝宝手背上，与劳宫对应的位置。妈妈用一手托住宝宝四指，另一手拇指指端轻轻按揉宝宝外劳宫 300 次。

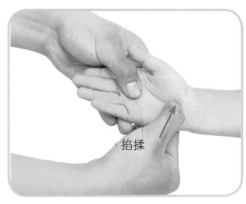

掐揉

2 掐揉小天心：小天心位于宝宝双手大小鱼际交接处的凹陷中。妈妈用拇指指端掐揉宝宝小天心 100~300 次。注意不要用力太大，以免宝宝感觉疼痛。

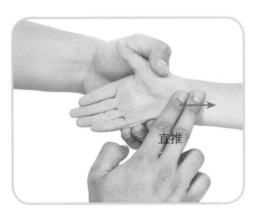

直推

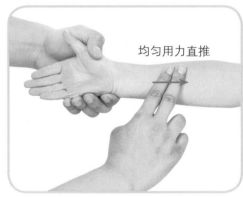

均匀用力直推

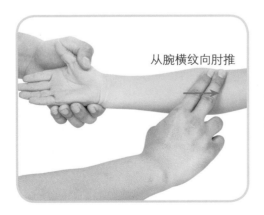

从腕横纹向肘推

3 清天河水：妈妈食指、中指并拢，自腕横纹向肘直推天河水 300 次。推时用力要均匀，向前推动不要歪斜。

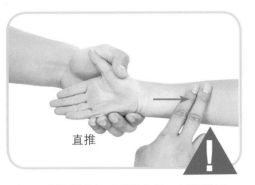

直推

1 清天河水：妈妈食指、中指并拢，自腕横纹向肘直推天河水 300 次。推时用力要均匀，向前推动不要歪斜。

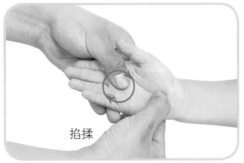

掐揉

2 掐揉小天心：小天心位于宝宝双手大小鱼际交接处的凹陷中。妈妈用拇指指端掐揉宝宝小天心 100~300 次。注意不要用力太大，以免宝宝感觉疼痛。

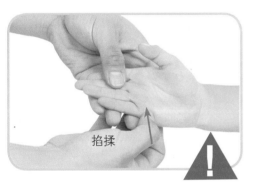

掐揉

3 掐揉掌小横纹：掌小横纹在掌面食指、中指、无名指和小指掌指关节横纹处。妈妈用拇指指端逐个掐揉宝宝掌小横纹各 50 次。

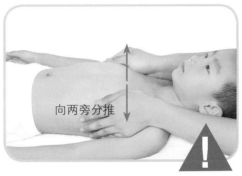

向两旁分推

4 开璇玑：自璇玑穴始，沿胸肋间向两旁分推，再从鸠尾处向下直推至脐，摩脐，然后从脐向下直推小腹。操作 3~5 遍。

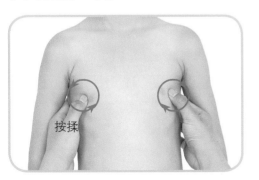

按揉

5 按揉乳旁、乳根：妈妈用拇指螺纹面按揉宝宝乳旁、乳根各 50 次。按摩时手法要轻柔，以宝宝感觉舒适为度。

痰热闭肺型

痰热肺炎的宝宝易高烧，可挤捏天突至剑突的连线（胸骨中间竖线）和大椎至第 1 腰椎两侧。

症 状 诊 断

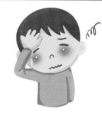

高热面红

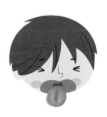

舌红苔黄腻

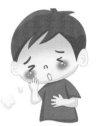

呼吸气粗

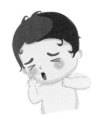

痰黄且稠

遗尿

遗尿，又称尿床，是指 3 岁以上的小儿在睡眠中，小便不能控制而自行排出的一种病症。中医学认为小儿遗尿多为先天肾气不足、下元虚冷所致。所以治疗以补肾益气为主。

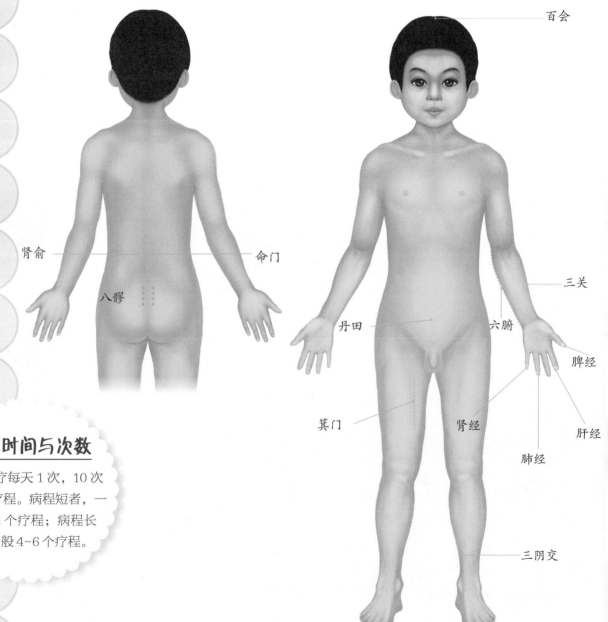

百会

肾俞 — 命门

八髎

丹田

三关

六腑

脾经

肝经

箕门

肾经

肺经

三阴交

按摩时间与次数

按摩治疗每天 1 次，10 次为 1 个疗程。病程短者，一般 1~2 个疗程；病程长者，一般 4~6 个疗程。

奶瓶

最贴心的护理

床

- 遗尿宝宝要积极治疗，加强营养
- 要注意休息
- 睡前 2 小时最好不要饮水
- 少吃流质类食品
- 养成按时排尿的习惯
- 白天勿使宝宝过度疲劳

- 活动不要太兴奋剧烈
- 避免情绪激动
- 鼓励宝宝消除紧张害羞的情绪
- 帮助宝宝树立战胜遗尿的信心
- 多鼓励表扬，不埋怨批评

食物

宝宝润肤乳

按摩方法

- 按百会
- 补脾经
- 擦八髎
- 揉丹田
- 推箕门

基本按摩方法

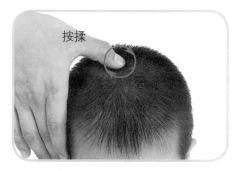

按揉

1 按百会：百会位于耳尖直上，头顶正中。妈妈用拇指螺纹面轻轻按揉宝宝百会100次。

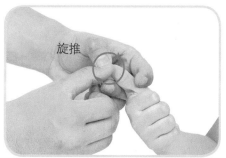

旋推

2 补脾经：补脾经能健脾和胃，补益气血。妈妈用拇指螺纹面旋推宝宝脾经400次。

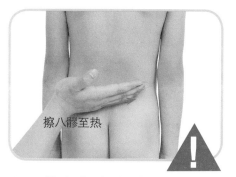

擦八髎至热

3 擦八髎：上髎、次髎、中髎、下髎，左右共八穴，合称八髎。给宝宝涂上按摩乳，妈妈以手掌小鱼际部着力擦八髎至热。

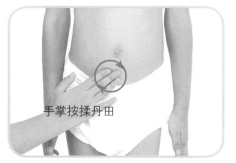

手掌按揉丹田

4 揉丹田：妈妈用食指、中指、无名指三指末节螺纹面或掌按揉丹田100次。揉时动作应轻快活泼，以宝宝感觉舒适为宜。

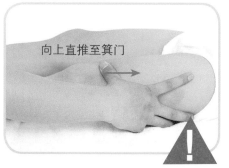

向上直推至箕门

5 推箕门：宝宝躺在床上，涂上按摩乳，妈妈以拇指桡侧缘自宝宝膝盖内上边缘至腹股沟部直推箕门100次。

肾气不足型

按摩治疗每天1次,10次为1个疗程。如已不遗,还应再按摩数次以巩固疗效。

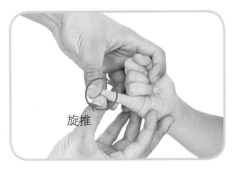

旋推

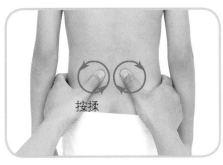

按揉

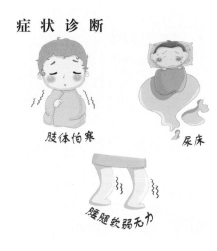

症状诊断

肢体怕寒　　尿床

腰腿软弱无力

1 补肾经:肾经位于宝宝小指末节螺纹面。妈妈用拇指螺纹面轻轻旋推宝宝肾经400次。两侧皆可按摩。

2 按揉肾俞、命门:肾俞和命门均有治疗宝宝遗尿的作用。妈妈用拇指指端按揉宝宝肾俞、命门各100次左右。

脾肺气虚型

遗尿症必须及早治疗,如病延日久,就会妨碍儿童的身心健康,影响发育。

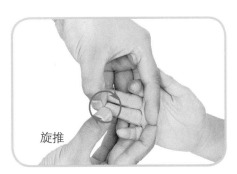

旋推

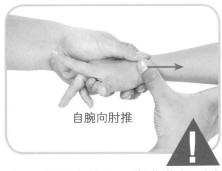

自腕向肘推

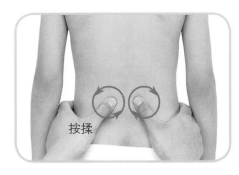

按揉

1 补肺经:宝宝掌心向上,妈妈用一手拇指螺纹面旋推宝宝肺经200次,如果旋推一侧次数太多宝宝接受不了,可换另一手进行。

2 推三关:妈妈用拇指桡侧面或食、中指螺纹面自宝宝的腕部向肘部推三关300次,推时用力要均匀,推到宝宝手臂微微发红。

3 按揉肾俞:肾俞有补益肾气、强身健体的功效。妈妈用拇指端按揉宝宝肾俞100次左右。

肝经湿热型

按摩治疗每天1次,10次为1个疗程,如已不遗,还应再按摩数次以巩固疗效。

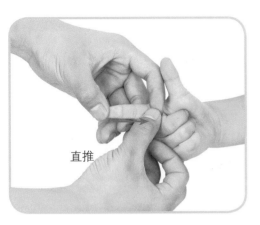

直推

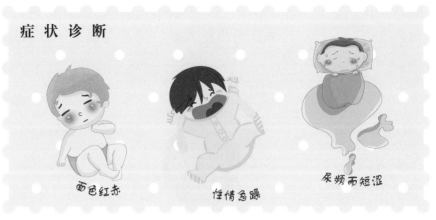

症状诊断

面色红赤　　性情急躁　　尿频而短涩

1 清肝经:肝经宜清不宜补,若需补时,常用补肾经代之。妈妈用拇指螺纹面向宝宝指根方向直推肝经100次。

3 退六腑:宝宝站立或坐在椅子上,妈妈用拇指、中指螺纹面自宝宝肘向腕直推六腑300次。退六腑适应于一切热证。

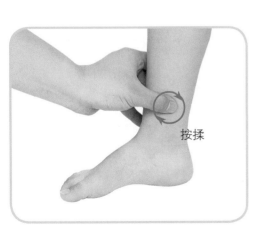

按揉

2 按揉三阴交:妈妈以拇指指端按揉宝宝三阴交30次。三阴交主治遗尿、尿潴留、小便频数涩痛不利等症。

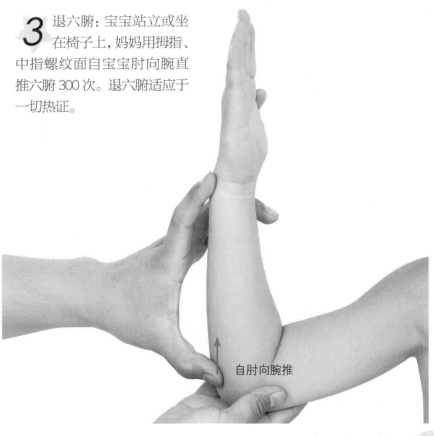

自肘向腕推

夜啼

对症加减

病症分型
3

时间
10~15
分钟

取穴
13
部位

小儿夜啼的表现是每到夜间即高声啼哭，呈间歇发作，甚至通宵达旦啼哭不休，白天却安静不哭。此症多见于半岁以下婴儿，孩子一般全身情况良好，与季节无明显关系。但是时间久了，会影响小儿的健康。

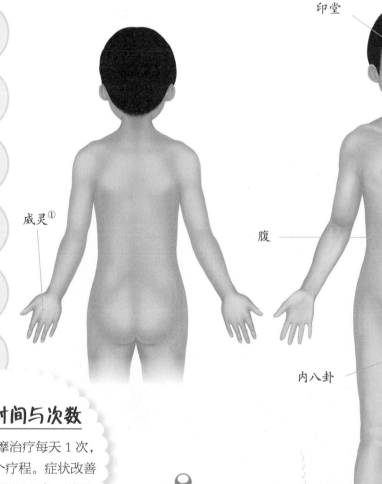

印堂　百会　威灵①　腹　天河水　三关　六腑　小天心　板门　脾经　肝经　心经　内八卦

按摩时间与次数

给宝宝按摩治疗每天 1 次，5 次为 1 个疗程。症状改善后可改为隔天 1 次，以巩固疗效。

注①：威灵在双手背第 2、第 3 掌骨歧缝间，主治惊风、夜啼等症。

82　妈妈按 宝宝安

最贴心的护理

- 找出宝宝啼哭的原因
- 卧室保持清洁
- 卧室保持安静
- 平时勿惊吓宝宝
- 多拥抱安慰宝宝
- 多逗宝宝开心
- 注意饮食卫生
- 以易消化食物为主
- 观察宝宝是否是饥饿导致
- 脾寒者，注意保暖
- 心热者，切忌捂盖太暖

餐具

浴巾

按摩方法

- 补脾经
- 清心经
- 清肝经
- 按揉小天心
- 摩腹

营养餐

基本按摩方法

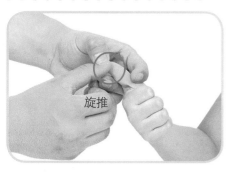

旋推

1 补脾经：补脾经能健脾和胃，补益气血。妈妈用拇指螺纹面旋推宝宝脾经 100~500 次。推时动作宜轻柔。

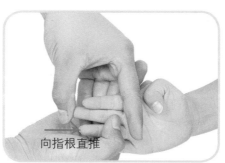

向指根直推

2 清心经：心经位于宝宝中指末节螺纹面。妈妈用拇指螺纹面向宝宝指根方向直推心经 300 次。推时动作宜轻柔。

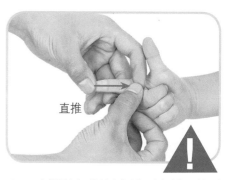

直推

3 清肝经：肝经宜清不宜补，若需补时，常用补肾经代之。妈妈用拇指螺纹面向宝宝指根方向直推肝经 200 次。

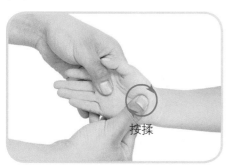

按揉

4 按揉小天心：小天心位于宝宝双手大小鱼际交接处的凹陷中。妈妈用拇指指端按揉宝宝小天心 50~100 次。

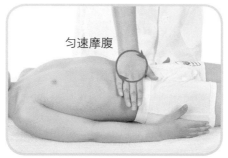

匀速摩腹

5 摩腹：妈妈用掌心放于宝宝腹部，按顺时针的方向摩腹 3 分钟。按摩的手法应轻重适宜，速度均匀，以宝宝感觉舒适为度。

脾胃虚寒型

每天按摩1次，让宝宝安安稳稳地睡上一大觉。

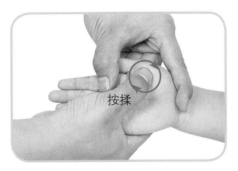

按揉

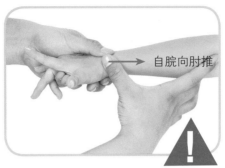

自腕向肘推

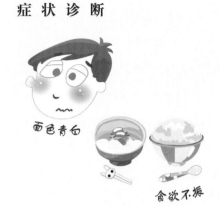

症 状 诊 断

面色青白

食欲不振

1 揉板门：板门位于宝宝手掌大鱼际处。妈妈用拇指螺纹面轻轻按揉宝宝板门300次。

2 推三关：妈妈用拇指桡侧面或食、中指螺纹面自宝宝的腕部向肘部推三关300次，推时用力要均匀，推到宝宝手臂微微发红。

乳食积滞型

宝宝心火旺，多采用清、泻的按摩手法。

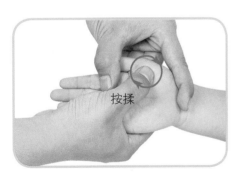

按揉

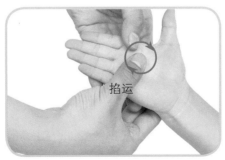

掐运

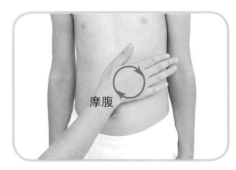

摩腹

1 揉板门：板门位于宝宝手掌大鱼际处。妈妈用拇指螺纹面轻轻按揉宝宝板门300次。

2 运内八卦：妈妈用拇指指端顺时针方向掐运宝宝内八卦100次。运内八卦有宽胸利膈、行滞消食等作用。

3 摩腹：妈妈用手掌掌面或四指的指面放于宝宝腹部，按顺时针的方向摩腹5~10分钟。按摩的手法应轻重适宜，以宝宝感觉舒适为度。

惊骇恐惧型

宝宝不再夜啼时，可转用第 83 页的基本按摩手法进行保健按摩。

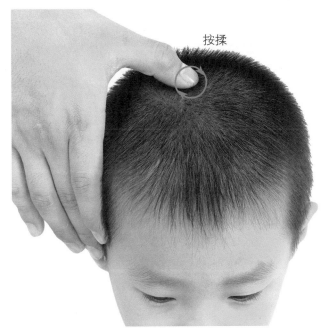

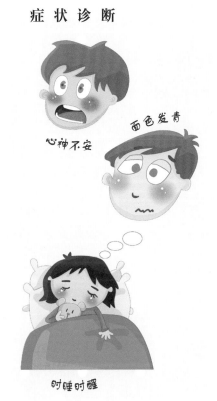

症状诊断

心神不安

面色发青

时睡时醒

1 按揉百会：百会位于耳尖直上，头顶正中。妈妈用拇指螺纹面轻轻按揉宝宝百会 100 次。

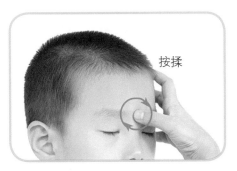

2 按揉印堂：印堂位于前正中线上，两眉头连线的中点处。妈妈用拇指螺纹面轻轻按揉宝宝印堂 50 次。

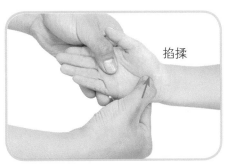

3 掐揉小天心：小天心位于宝宝双手大小鱼际交接处的凹陷中。妈妈用拇指指端掐揉宝宝小天心 300 次。

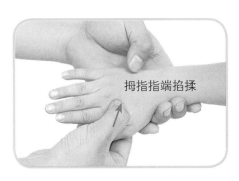

4 掐揉威灵：妈妈用拇指指端掐揉宝宝威灵 100 次。力度适中，以宝宝感觉舒适为度。

近视

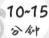
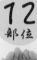

发生近视除遗传因素外，多与不注意用眼卫生有关，如灯光照明不良、坐位姿势不良、看电视时间过长或距离太近等。中医认为本病因肝肾不足所致。由于眼的调节器官痉挛所引起的近视，称假性近视。

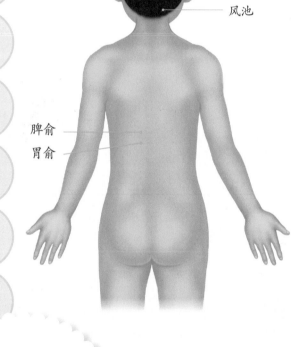

风池

百会

坎宫

天门

晴明

太阳

四白

脾俞

胃俞

中脘

曲池

脾经

按摩时间与次数

按摩治疗假性近视每天 1 次，10 次为 1 个疗程，需持续至少 3~4 个疗程。

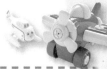

最贴心的护理

奶瓶

玩具

- 注意用眼卫生
- 严格控制看书时间
- 严格控制看电视时间
- 严格控制用电脑时间
- 保证充足睡眠
- 加强营养，积极根治龋齿等疾患

- 多参加户外活动
- 坚持经常眺望远处的景色
- 每天做眼保健操 2~3 次
- 定期检查视力

玩具

睡觉

按摩方法

- 运太阳
- 按揉睛明、四白
- 拿风池
- 开天门
- 推坎宫

基本按摩方法

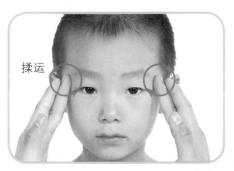

揉运

1 运太阳：太阳位于眉梢后凹陷处，左右各一穴。妈妈用双手中指指端向耳朵方向揉运宝宝太阳 50 次。

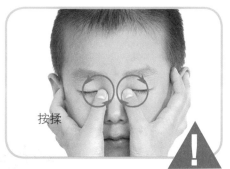

按揉

2 按揉睛明、四白：妈妈用拇指螺纹面按揉宝宝睛明、四白各 50~100 次。妈妈要注意修剪指甲，以防划伤宝宝脸部皮肤。

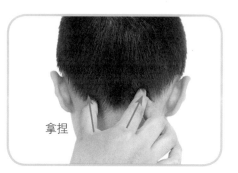

拿捏

3 拿风池：宝宝保持放松，妈妈用拇指和食、中二指相对用力拿捏风池 10~20 下，以局部产生较强的酸胀感为佳。

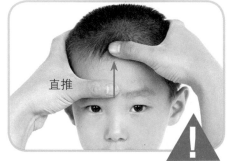

直推

4 开天门：宝宝站立或坐在椅子上，妈妈用两拇指自下而上交替直推宝宝的天门 100 次，推至宝宝额头微微发红。

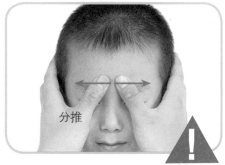

分推

5 推坎宫：坎宫为自眉心起沿眉向眉梢成的一横线。妈妈用两拇指螺纹面自宝宝眉头向眉梢分推坎宫 100 次，动作宜轻柔，用力宜均匀。

眼眶胀痛型

每天按摩一两次，长期坚持下去，对真、假性近视都有很好的效果。

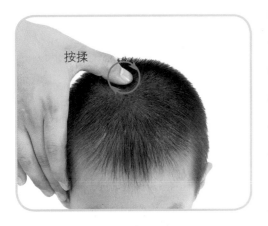

按揉

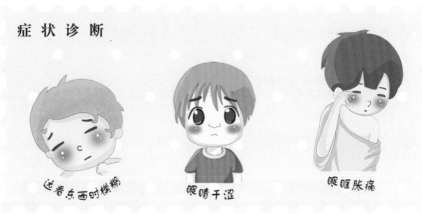

症状诊断

远看东西时模糊　　眼睛干涩　　眼眶胀痛

1 按揉百会：百会位于耳尖直上，头顶正中。妈妈用拇指螺纹面轻轻按揉宝宝百会 50~100 次。

3 推抹眼眶：双手食指微屈，以食指桡侧缘从内向外推抹上下眼眶，上眼眶从眉头向眉梢推抹，下眼眶从内眼角向外眼角推抹，上下各 50 遍。

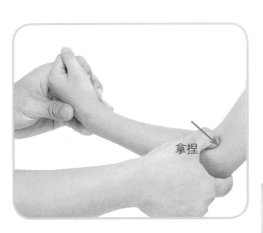

拿捏

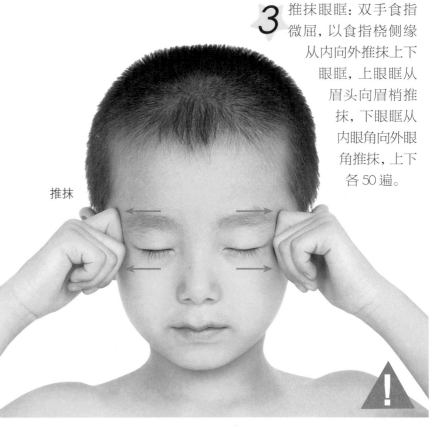

推抹

2 拿曲池：妈妈用拇指螺纹面着力拿捏宝宝曲池 30~50 次。拿捏此穴会感觉疼痛，力度不宜过大。

脾胃虚弱型

先按照第87页的方法按摩，再进行针对性按摩，每天1次，可长期坚持。

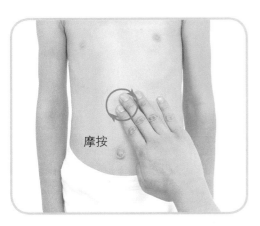

1 摩中脘：妈妈用食、中、无名指三指摩宝宝中脘3~5分钟。按摩时涂上按摩乳，动作宜轻柔。

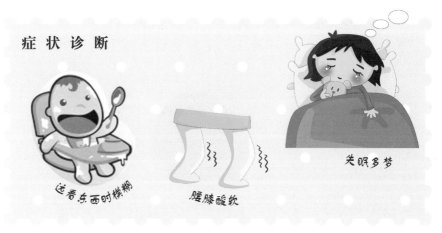

症 状 诊 断

远看东西时模糊　腰膝酸软　失眠多梦

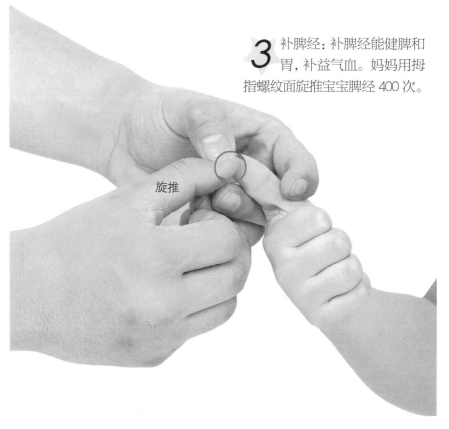

3 补脾经：补脾经能健脾和胃，补益气血。妈妈用拇指螺纹面旋推宝宝脾经400次。

旋推

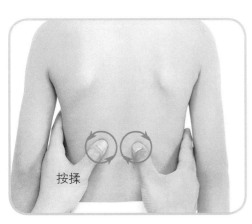

2 按揉脾俞、胃俞：妈妈用拇指螺纹面按揉宝宝脾俞、胃俞各10~30次。按摩力度以宝宝感觉舒适为宜。

斜视

斜视分为共转性斜视和麻痹性斜视两类，以共转性斜视最为常见。共转性斜视是由某一拮抗肌的力量不平衡所引起，多见于学龄前儿童。经常斜视的一眼，其视力常显著减退，以致功能减退而出现废用性弱视。

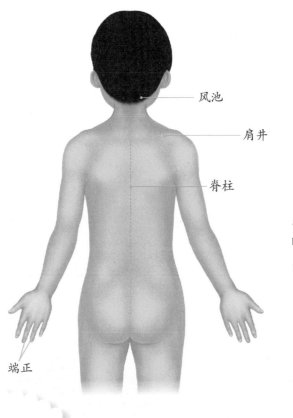

风池
肩井
脊柱
端正

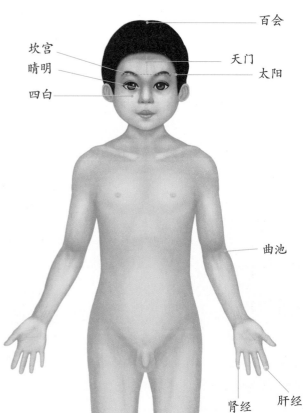

百会
坎宫
天门
睛明
太阳
四白
曲池
肾经
肝经

按摩时间与次数

按摩治疗每天 1 次，15 次为 1 个疗程。以后可改为隔天 1 次，并坚持按摩，以巩固疗效。

玩具

最贴心的护理

视力表

宝宝润肤乳

按摩方法

- 注意用眼卫生
- 按摩长期治疗效果不佳，则应考虑手术治疗
- 经常改变宝宝睡眠的体位
- 按摩仅作为辅助治疗
- 多眺望远处景色

- 多参加户外活动
- 玩具多角度悬挂
- 及时纠正宝宝的不良用眼习惯
- 定期检查视力
- 避免宝宝长时间看电视

- 运太阳
- 按揉睛明、四白、百会
- 推抹眼眶
- 拿风池
- 推擦涌泉
- 旋推肾经、肝经

浴巾

基本按摩方法

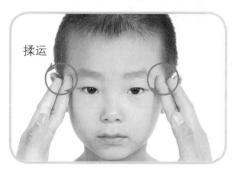

揉运

1 运太阳：太阳位于眉梢后凹陷处，左右各一穴。妈妈用双手中指指端向耳朵方向揉运宝宝太阳50次。

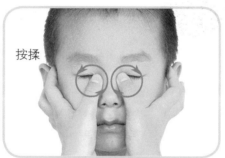

按揉

2 按揉睛明、四白、百会：妈妈用拇指螺纹面按揉宝宝睛明、四白、百会各50次。按摩时动作宜轻柔。

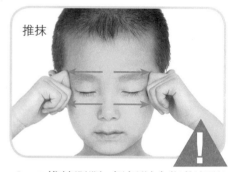

推抹

3 推抹眼眶：妈妈以食指桡侧缘从内向外推抹宝宝上下眼眶，上眼眶从眉头向眉梢推抹，下眼眶从内眼角向外眼角推抹，上下各50遍。

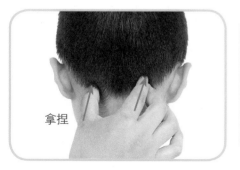

拿捏

4 拿风池：宝宝保持放松，妈妈用拇指和食、中二指相对用力拿捏风池10~20下，以局部产生较强的酸胀感为佳。

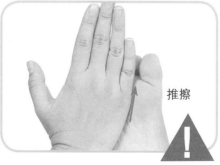

推擦

5 推擦涌泉：若孩子发热、惊厥、烦躁不安，手法1~4加：①推擦涌泉300次。②以掌根直擦脊柱、两侧处的肌肉组织，以透为度。

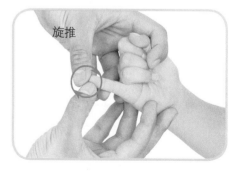

旋推

6 旋推肾经、肝经：斜视眼远视模糊，近视视力疲劳严重，伴眼眶、前额头痛者，手法1~4加补肾经300次和补肝经300次。

百日咳

百日咳多发生于 5 岁以下小儿，也可见于新生儿。百日咳一般持续 4~6 周，长的还可延续 2 个月以上。咳嗽的特征为咳嗽不断，连续十几声或数十声，最后吸一口长气，伴发出一种"鸡鸣样"的声音，并吐出大量黏液。

病症分型
4

时间
10~15
分钟

取穴
17
部位

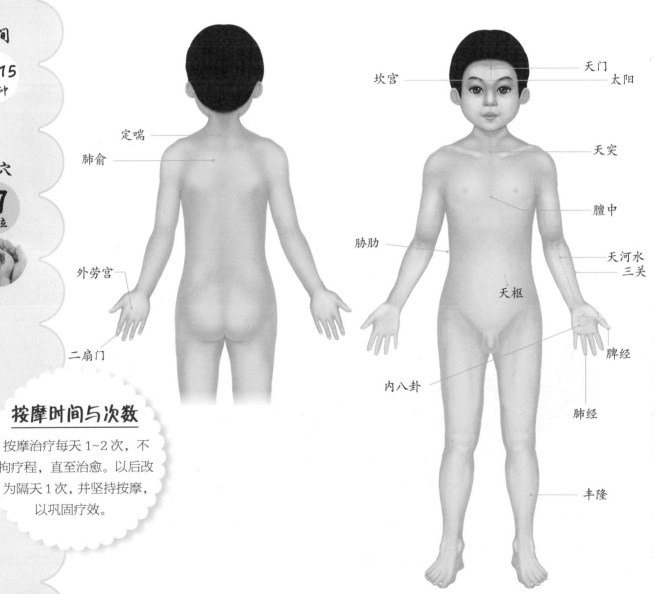

定喘
肺俞
外劳宫
二扇门

坎宫
天门
太阳
天突
膻中
胁肋
天河水
三关
天枢
脾经
内八卦
肺经
丰隆

按摩时间与次数

按摩治疗每天 1~2 次，不拘疗程，直至治愈。以后改为隔天 1 次，并坚持按摩，以巩固疗效。

出门穿戴好

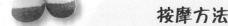

最贴心的护理

鞋子

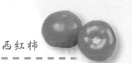

晒太阳

按摩方法

- 发现宝宝得了百日咳，应马上隔离，隔离期限从发病日算起 6 个星期
- 保持居室内空气新鲜
- 屋内不要吸烟和炒菜
- 经常晒太阳

- 宝宝出门时要穿戴包裹好
- 多吃富含维生素的水果和蔬菜
- 百日咳流行季节，可对已经接受过预防接种的宝宝，再注射一次百日咳疫苗

西红柿

- 开天门
- 运太阳
- 揉天突
- 推坎宫

基本按摩方法

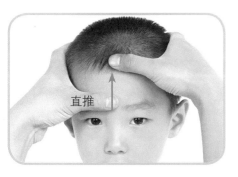

直推

1 开天门：宝宝站立或坐在椅子上，妈妈用两拇指自下而上交替直推宝宝的天门 50 次，推至宝宝额头微微发红。

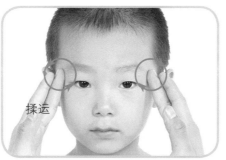

揉运

2 运太阳：太阳位于眉梢后凹陷处，左右各一穴。妈妈用双手中指指端向耳朵方向揉运宝宝太阳 50 次。

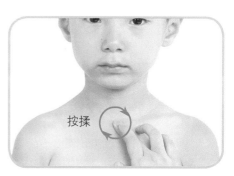

按揉

3 揉天突：妈妈用中指螺纹面揉宝宝天突 100 次。天突主治咳嗽、气喘、胸痛、咽喉肿痛、呃逆等。

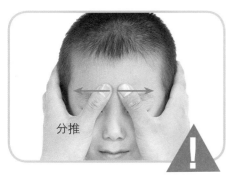

分推

4 推坎宫：坎宫为自眉心起沿眉向眉梢成的一横线。妈妈用两拇指螺纹面自宝宝眉头向眉梢分推坎宫 50 次，动作宜轻柔，用力宜均匀。

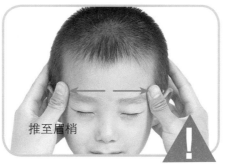

推至眉梢

风寒型

对于风寒型百日咳，分推膻中很重要，父母要坚持进行。

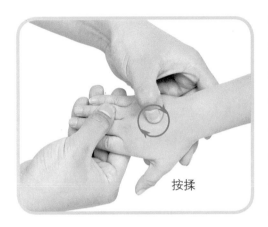

按揉

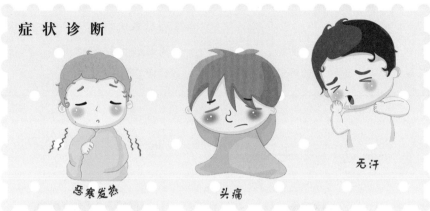

症状诊断

恶寒发热　头痛　无汗

1 揉外劳宫：外劳宫位于宝宝手背上，与劳宫对应的位置。妈妈用一手托住宝宝四指，另一手拇指指端轻轻按揉宝宝外劳宫300次。

3 推三关：妈妈用拇指桡侧面或食、中指螺纹面自宝宝的腕部向肘部推三关300次，推时用力要均匀，推到宝宝手臂微微发红。

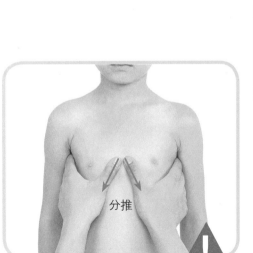

分推

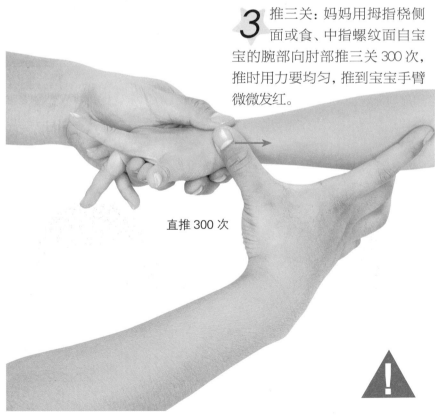

直推300次

2 分推膻中：宝宝站立，妈妈用两手拇指螺纹面自宝宝膻中向两侧分推至乳头下100~300次。力度适中，以宝宝感觉舒适为度。

风热型

每天早晚各坚持 1 次，直到痊愈。

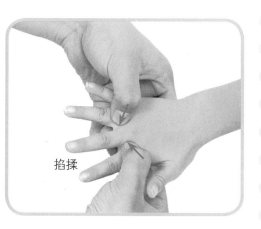

掐揉

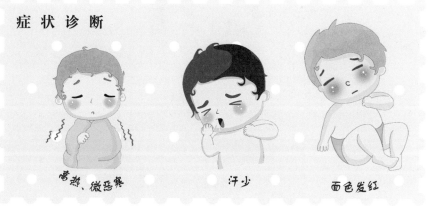

症状诊断

高热、微恶寒　汗少　面色发红

1 掐揉二扇门：二扇门位于宝宝双手掌背中指指根两侧的凹陷处。妈妈用两手拇指指端掐揉宝宝二扇门 100 次。

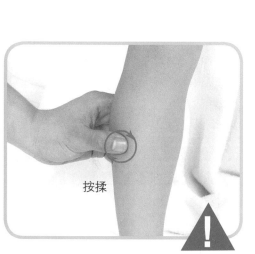

按揉

2 按揉丰隆：妈妈用拇指指端按揉宝宝丰隆 50~100 次。按摩丰隆时会有轻微的疼痛感，妈妈动作要轻柔一些。

3 清肺经：肺经在宝宝无名指掌面，打开宝宝手掌，妈妈用拇指螺纹面自宝宝指尖向指根方向直推肺经 300 次。

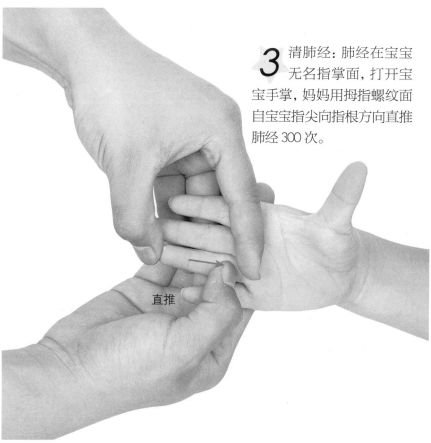

直推

痰热型

按摩治疗每天 2 次，不拘疗程，直至治愈。

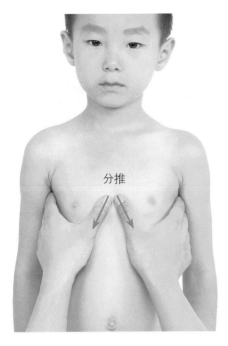

分推

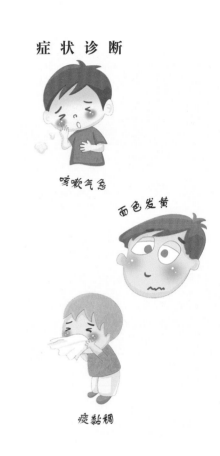

症状诊断

咳嗽气急

面色发黄

痰黏稠

1 分推膻中：宝宝站立，妈妈用两手拇指螺纹面自宝宝膻中向两侧分推至乳头下 10~300 次。力度适中，以宝宝感觉舒适为度。

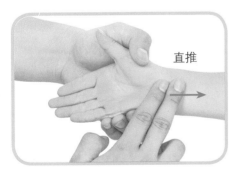

直推

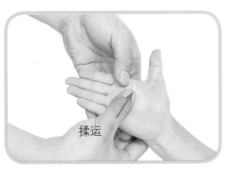

揉运

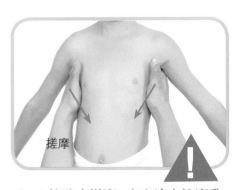

搓摩

2 清天河水：妈妈食指、中指并拢，自腕横纹向肘直推天河水 300 次。推时用力要均匀，向前推动不要歪斜。

3 运内八卦：妈妈用拇指螺纹面逆时针方向掐运宝宝内八卦 300 次。运内八卦有理气化痰的作用。

4 按弦走搓摩：宝宝涂上按摩乳，妈妈用两手掌从宝宝两胁腋下搓摩至天枢处，操作 100 次。可顺气化痰，宽胸散积。

脾肺气虚型

百日咳恢复期的宝宝，也要坚持按摩中脘。

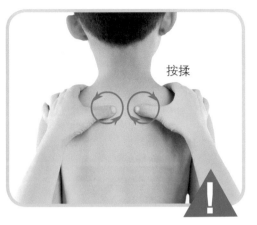

按揉

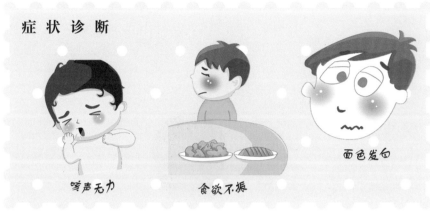

症状诊断

咳声无力　食欲不振　面色发白

1 按揉肺俞、定喘：宝宝站立，妈妈用两手拇指指端按揉宝宝肺俞、定喘各50~100次。注意指甲不要划伤宝宝皮肤。

3 补脾经：补脾经能健脾和胃，补益气血。妈妈用拇指螺纹面旋推宝宝脾经400次。

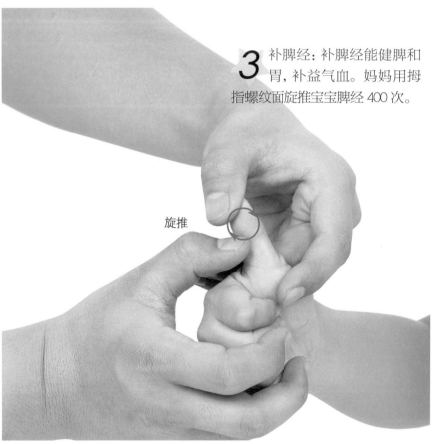

旋推

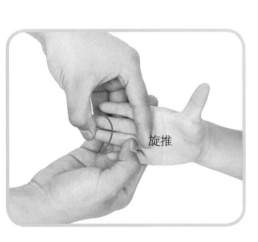

旋推

2 补肺经：宝宝掌心向上，妈妈用一手拇指螺纹面旋推宝宝肺经100~500次，如果一侧次数太多宝宝接受不了，可换另一手进行。

呃逆

呃逆，俗称打嗝，小儿在进食过程中，食用过冷或过热食物，或过度紧张兴奋，或突然受凉都会发生呃逆现象，这种呃逆无迁延性，可自愈，不用特殊治疗。呃逆也可由多种疾病引起，如脑炎、中暑等。

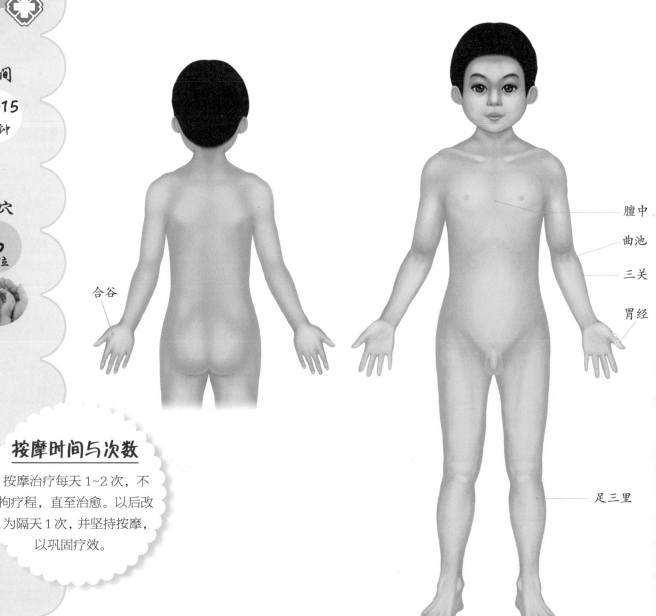

合谷

膻中

曲池

三关

胃经

足三里

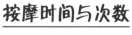

按摩时间与次数

按摩治疗每天 1~2 次，不拘疗程，直至治愈。以后改为隔天 1 次，并坚持按摩，以巩固疗效。

最贴心的护理

- 按摩治疗呃逆疗效较好
- 宝宝发生呃逆时，可逗引以分散其注意力
- 避免食物过冷食物
- 避免食用过热食物

- 避免在宝宝啼哭、气郁时进食
- 应避免宝宝进食过快
- 喝点热水
- 注意胸腹部保暖
- 逗宝宝开心，以转移注意力

玩具

浴巾

裹被

按摩方法

- 推三关
- 清胃经
- 推膻中
- 按揉足三里
- 拿曲池、合谷

基本按摩方法

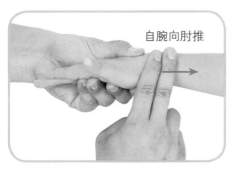

自腕向肘推

1 推三关：妈妈用拇指桡侧面或食、中指螺纹面自宝宝的腕部向肘部推三关300次，推时用力要均匀，推到宝宝手臂微微发红。

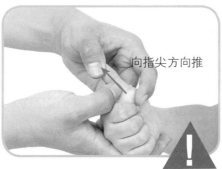

向指尖方向推

2 清胃经：妈妈用拇指螺纹面向由指根向指尖方向直推胃经100~300次。两侧皆可进行，推时动作宜轻柔。

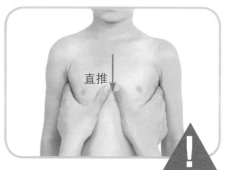

直推

3 推膻中：宝宝站立，妈妈用两手拇指桡侧缘从宝宝天突向下直推至膻中100次左右。力度适中，以宝宝感觉舒适为度。

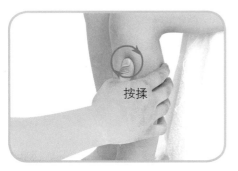

按揉

4 按揉足三里：按摩足三里有健脾和胃、调中理气、导滞通络的作用。妈妈用拇指指端按揉宝宝足三里30~50次。两侧可同时进行。

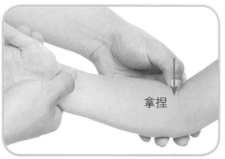

拿捏

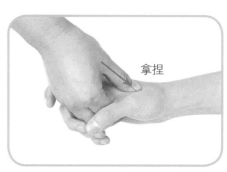

拿捏

5 拿曲池、合谷：妈妈用拇指螺纹面着力拿捏宝宝曲池、合谷各20~30次。拿捏时力度不宜过大。

对症加减

小儿支气管炎

小儿支气管炎病发时，会出现咳嗽、发热、胸痛、咯痰、呕吐、呼吸困难等症状。属于中医中风温病的范围，主要是因为肺部受风寒所致。小儿按摩疗法主要适用于病毒或细菌感染所引起的急性支气管炎。

病症分型

3 ✚

时间

10~15
分钟

取穴

16
部位

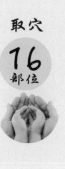

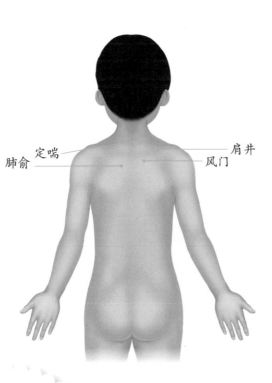

肺俞　定喘　　　　　肩井
　　　　　　　　　风门

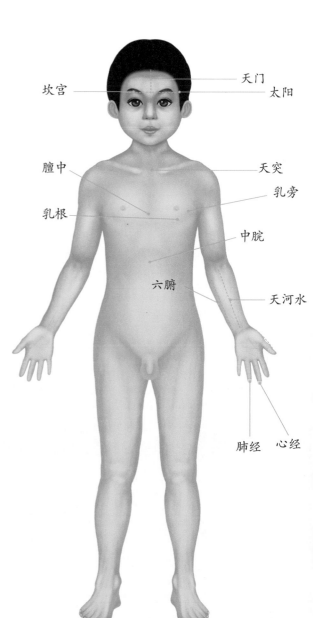

坎宫　　　　　　　　天门
　　　　　　　　　　太阳

膻中　　　　　　　　天突
　　　　　　　　　　乳旁
乳根

　　　　　　　　　　中脘

六腑

　　　　　　　　　　天河水

肺经　心经

按摩时间与次数

按摩治疗每天 1~2 次，不拘疗程，直至治愈。以后改为隔天 1 次，并坚持按摩，以巩固疗效。

最贴心的护理

- 根据天气变化及时增减衣物
- 室内要保持空气清新
- 每天通风 2 次
- 室内避免对流风
- 避免宝宝受凉
- 重症孩子应住院治疗

- 饮食以清淡为宜
- 冬春季流感流行季节，不要带宝宝去公共场所
- 家里有感冒病人，要进行隔离
- 进行适当的体育锻炼

按摩方法

- 开天门、推坎宫
- 按揉乳旁、乳根
- 清肺经
- 退六腑
- 按揉天突
- 推膻中

基本按摩方法

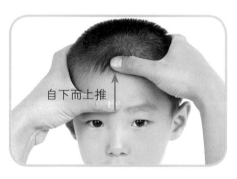

自下而上推

1 开天门、推坎宫：用两拇指自下而上交替直推天门 50~100 次。再用两拇指螺纹面自眉头向眉梢分推坎宫 50~100 次。

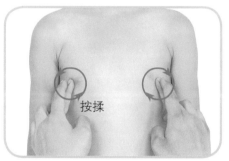

按揉

2 按揉乳旁、乳根：妈妈用拇指或中指指端按揉宝宝乳旁、乳根各 100 次。按摩时手法要轻柔，以宝宝感觉舒适为度。

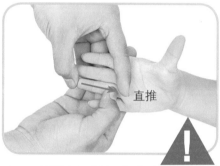

直推

3 清肺经：肺经在宝宝无名指掌面，打开宝宝手掌，妈妈用拇指螺纹面自宝宝指尖向指根方向直推肺经 400 次。

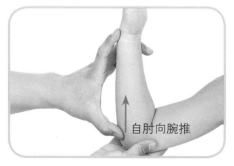

自肘向腕推

4 退六腑：宝宝站立或坐在椅子上，妈妈用拇指、中指螺纹面自宝宝肘向腕直推六腑 100 次。退六腑主治一切实热病症。

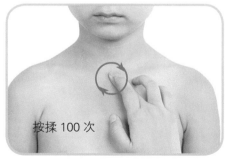

按揉 100 次

5 按揉天突：妈妈用中指螺纹面揉宝宝天突 100 次。天突主治咳嗽、气喘、胸痛、咽喉肿痛、呃逆等。

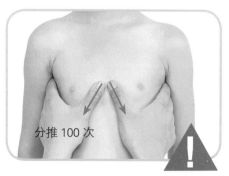

分推 100 次

6 推膻中：宝宝站立，妈妈用两手拇指桡侧缘自宝宝膻中向两侧分推至乳头下 100 次。力度适中，以宝宝感觉舒适为度。

痰热壅肺型

严重时，每天按摩 2 次，恢复期时，每天按摩 1 次。

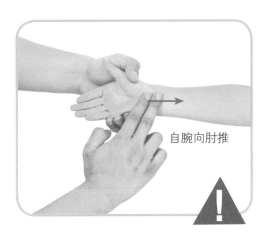

自腕向肘推

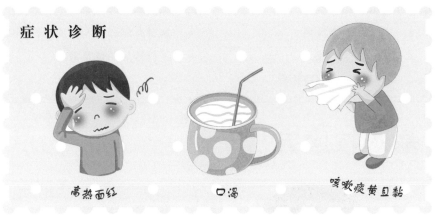

症状诊断

高热面红　　口渴　　咳嗽痰黄且黏

1 清天河水：妈妈食指、中指并拢，自腕横纹向肘直推天河水 100~300 次。推时用力要均匀，向前推动不要歪斜。

3 揉中脘：中脘位于宝宝脐上 4 寸。妈妈用中指指端按揉宝宝中脘 30~50 次。按揉时力度要适中，和缓有节奏。

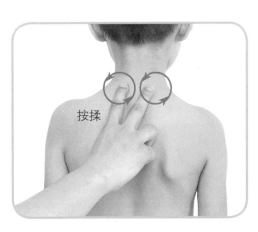

按揉

2 揉定喘：妈妈用食指、中指指端按揉宝宝定喘 100 次。定喘主治哮喘、咳嗽等呼吸系统疾病。

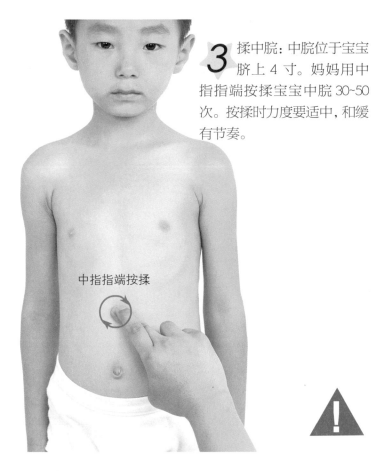

中指指端按揉

风热犯肺型

揉运太阳穴时，力度要适中，太轻没有效果，太重则会伤害宝宝。

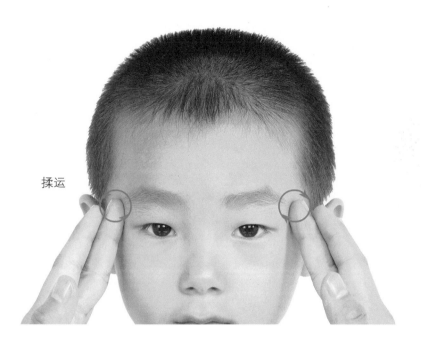

揉运

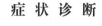

症状诊断

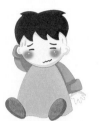

发热恶寒、汗少

头痛

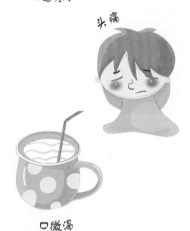

口微渴

1 运太阳：太阳位于眉梢后凹陷处，左右各一穴。妈妈用双手中指指端向耳朵方向揉运宝宝太阳 50~100 次。

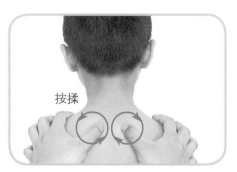

按揉

2 按揉肺俞：宝宝站立或取坐姿，妈妈用拇指指端按揉宝宝肺俞 50 次，需稍用力。注意指甲不要划伤宝宝皮肤。

按揉

3 按揉风门：风门位于宝宝第 2 胸椎棘突下旁开 1.5 寸，左右各一穴。妈妈用食指和中指按揉宝宝风门 50 次。

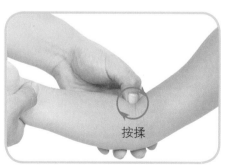

按揉

4 按揉曲池：妈妈用拇指指端按揉宝宝曲池 50 次。按揉此穴会感觉疼痛，力度不宜过大。

细菌性痢疾

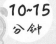

细菌性痢疾在夏秋季发病较多，主要发生于幼儿和学龄前儿童。主要表现为大便次数增多、量少，腹部疼痛，里急后重，下赤白脓血，并常伴畏寒、发热、食欲不振或恶心呕吐、形体消瘦等症。

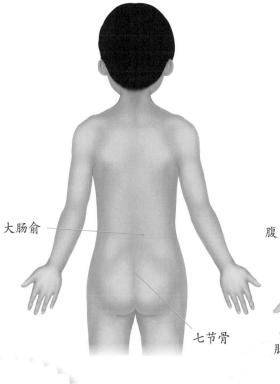

大肠俞

七节骨

腹

六腑

肚角

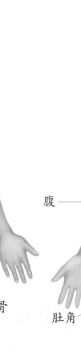

天河水

三关

脾经

大肠经

阴陵泉

三阴交

足三里

止痢穴①

按摩时间与次数

按摩治疗每天 2 次，至治愈
为止。以后该为隔天 1 次，
并坚持按摩，以巩固疗效。

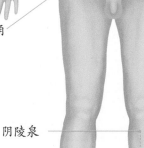
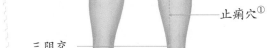

注①：止痢穴位于
阴陵泉与三阴交之
中点处。

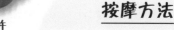

最贴心的护理

果汁　　　　　　　　　　　　面条

- 治疗痢疾应以药物为主
- 注意观察病情
- 出现危重症状，要及时去医院
- 勤喂白开水
- 勤喂糖盐水、果汁水
- 保持臀部清洁，防止破溃
- 宝宝每次大便后用温水清洗并涂护肤乳
- 可吃米粥
- 可吃面条汤
- 注意腹部保暖

宝宝润肤乳

按摩方法

- 摩腹
- 按揉大肠俞
- 揉拿止痢穴
- 推下七节骨

水杯

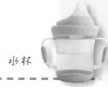

基本按摩方法

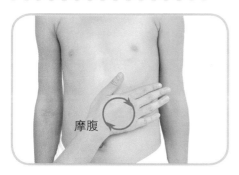

摩腹

1 摩腹：妈妈用手掌掌面或四指的指面放于宝宝腹部，按顺时针的方向摩腹3~5分钟。按摩的手法应轻重适宜，速度均匀，以宝宝感觉舒适为度。

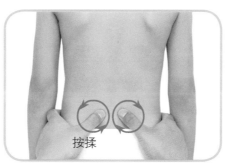

按揉

2 按揉大肠俞：妈妈用拇指指端按揉宝宝大肠俞300次。大肠俞主治腹痛、腹胀、腹泻、便秘、痢疾等。

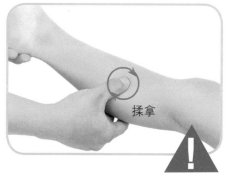

揉拿

3 揉拿止痢穴：先用拇指指端按揉止痢穴(位于阴陵泉与三阴交之中点)100~300次，再以拇指螺纹面重拿5~10次。

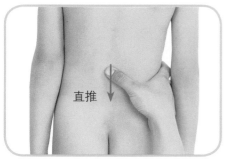

直推

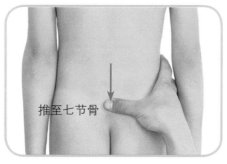

推至七节骨

4 推下七节骨：按摩下七节骨主治腹泻、久痢、便秘、脱肛等。向下直推宝宝七节骨100~300次。

湿热型

宝宝痊愈后，要再继续按摩 5~7 天，以巩固疗效。

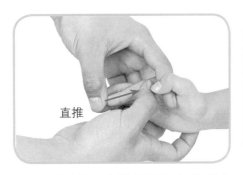

直推

1 清大肠：大肠位于宝宝双手食指桡侧缘，自食指尖至虎口成一直线。妈妈用拇指桡侧自指端向指尖方向直推大肠经 200 次。

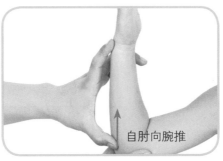

自肘向腕推

2 退六腑：宝宝站立或坐在椅子上，妈妈用拇指、中指螺纹面自宝宝肘向腕直推六腑 300 次。退六腑适应于一切实热病症。

症状诊断

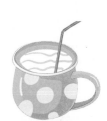

腹部疼痛

口渴不欲饮

寒湿型

患寒湿型痢疾的宝宝要经常补脾经，既防病又治病。

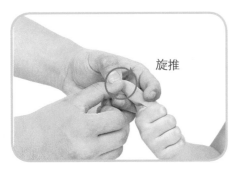

旋推

1 补脾经：补脾经能健脾和胃，补益气血。妈妈用拇指螺纹面旋推宝宝脾经 400 次。

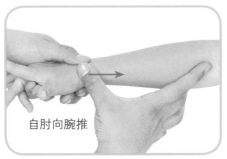

自肘向腕推

2 推三关：妈妈用拇指桡侧面或食、中指螺纹面自宝宝的腕部向肘部推三关 300 次，推时用力要均匀，推到宝宝手臂微微发红。

症状诊断

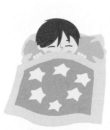

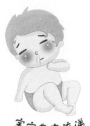

怕寒喜暖

宝宝鼻塞流涕

疫毒型

每天按摩 2 次，直到宝宝痊愈。

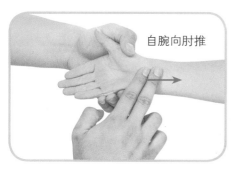

自腕向肘推

1 清天河水：妈妈食指、中指并拢，自腕横纹向肘直推天河水300次。推时用力要均匀，向前推动时不要歪斜。

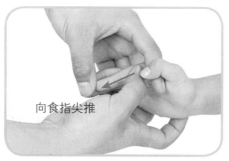

向食指尖推

2 清大肠：妈妈用拇指桡侧从宝宝虎口直推向食指尖200次。注意推拿的方向，不要推反了。

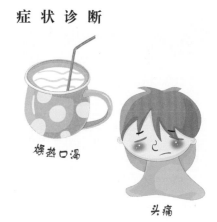

症 状 诊 断

燥热口渴

头痛

虚寒型

虚寒型的宝宝要以补大肠为主，而不是清大肠，父母不要混淆。

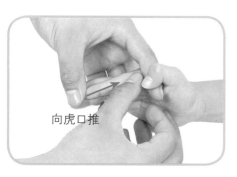

向虎口推

1 补大肠：妈妈从宝宝食指尖直推向虎口100~300次。注意推拿的方向，跟清大肠相反，不要推错方向。

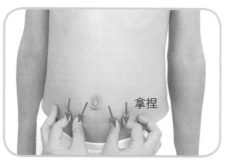

拿捏

2 拿肚角：以拇指和食指、中指相对用力拿捏肚角，左右各10次。注意不要用力太大让宝宝感觉疼痛。

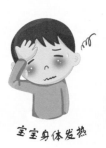

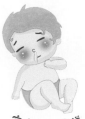

症 状 诊 断

宝宝身体发热

宝宝鼻塞流涕

对症加减

病症分型

2

时间

10~15
分钟

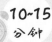

取穴

12
部位

扁桃体炎

扁桃体是咽部的"大门"，它能吞噬及消灭病原微生物，对进入呼吸道的空气有过滤作用，对于人体十分重要。小儿得了扁桃体炎常表现为发高热、发冷、呕吐、咽痛等。扁桃体反复发炎会影响小儿的体质，应加强防范。

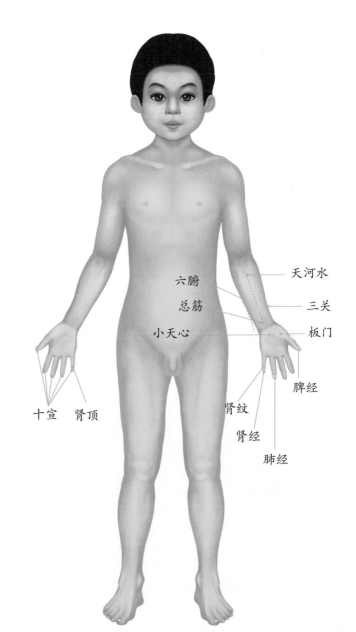

六腑

总筋

小天心

天河水

三关

板门

脾经

肾纹

肾经

肺经

十宣　肾顶

按摩时间与次数

按摩治疗急性扁桃体炎每天2次，5次为1个疗程；慢性则每天1次，10次为1个疗程。

最贴心的护理

- 让宝宝多休息
- 让宝宝多喝水
- 如果宝宝高热，应让其服用退热药物，以防惊厥
- 可配合锡类散等外用药喷咽，每天2~3次
- 不要让宝宝吃辛辣的食物
- 让宝宝积极锻炼身体
- 多喝米汤、果汁等
- 忌吃煎炸食物
- 多用温水给宝宝漱口

奶瓶

玩具

浴巾

水瓶

按摩方法

- 清肺经
- 掐揉板门
- 清天河水
- 推擦咽部

基本按摩方法

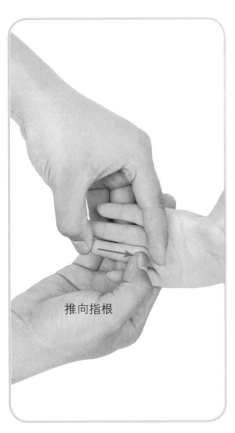

推向指根

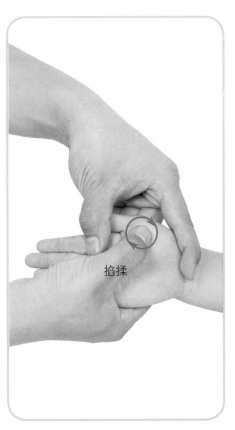

掐揉

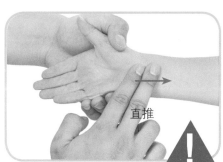

直推

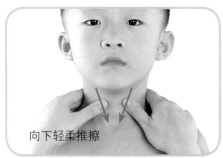

向下轻柔推擦

1 清肺经：肺经在宝宝无名指掌面，打开宝宝手掌，妈妈用拇指螺纹面自宝宝指尖向指根方向直推肺经300次。

2 掐揉板门：板门位于宝宝手掌大鱼际处。妈妈用拇指螺纹面轻轻按揉宝宝板门50~100次。

3 清天河水：妈妈食指、中指并拢，自腕横纹向肘直推天河水300次。推时用力要均匀，向前推动不要歪斜。

4 推擦咽部：妈妈用两手拇指的指腹置于宝宝咽喉部两侧，由上向下轻轻推擦200次。用力宜轻柔。

风热外侵型

先用第 109 页的基本手法按摩 1 次，再进行针对性按摩，效果更好。

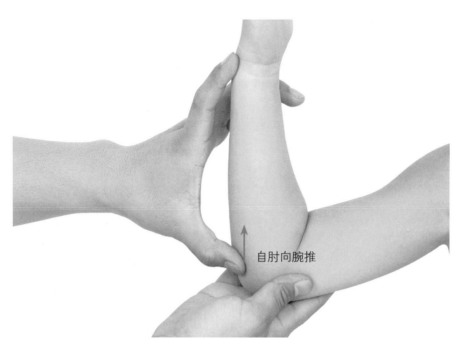

自肘向腕推

先用第 109 页

症 状 诊 断

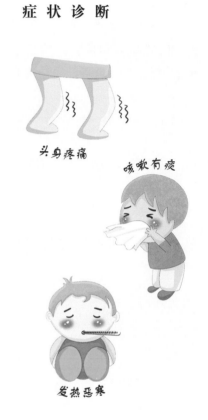

头身疼痛

咳嗽有痰

发热恶寒

1 退六腑：宝宝站立或坐在椅子上，妈妈用拇指螺纹面自宝宝肘向腕直推六腑 100 次。退六腑适应于一切实热病症。

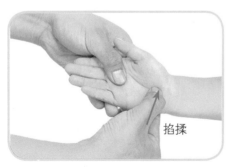

掐揉

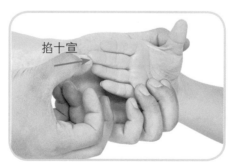

掐十宣

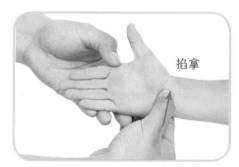

掐拿

2 掐揉小天心：小天心位于宝宝双手大小鱼际交接处的凹陷中。妈妈用拇指指端掐揉宝宝小天心 100 次。

3 掐十宣：十宣位于宝宝十指尖指甲内赤白肉际处。妈妈用拇指指甲依次掐宝宝十宣各 5~10 次。

4 掐拿总筋：妈妈以拇指指端和食指指端相对用力掐拿宝宝总筋 50~100 次。掐拿前注意修剪指甲。

阴虚火旺型

每天按摩1次，按摩完毕，让宝宝用清水漱口。

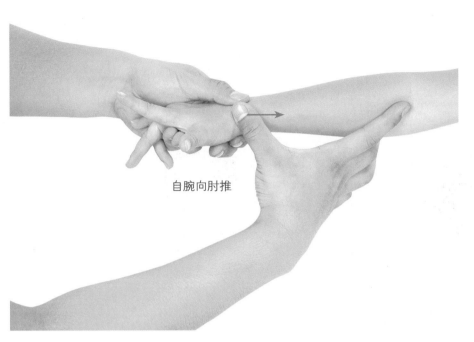

自腕向肘推

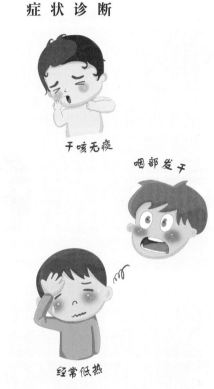

症状诊断

干咳无痰

咽部发干

经常低热

1 推三关：妈妈用拇指桡侧面或食、中指螺纹面自宝宝的腕部向肘部推三关300次，推时用力要均匀，推到宝宝手臂微微发红。

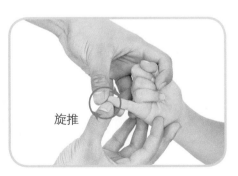

旋推

2 补肾经：肾经位于宝宝小指末节螺纹面。妈妈用拇指螺纹面轻轻旋推宝宝肾经400次。两侧皆可按摩。

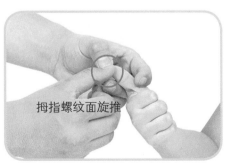

拇指螺纹面旋推

3 补脾经：补脾经能健脾和胃，补益气血。妈妈用拇指螺纹面旋推宝宝脾经300次。

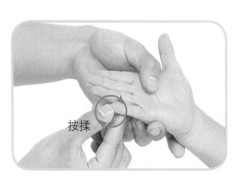

按揉

4 按揉肾顶、肾纹：肾顶在宝宝双手小指顶端，肾纹在宝宝小指第2指间关节横纹处。妈妈用拇指指端按揉宝宝肾顶、肾纹各100~300次。

病症分型

3

时间

10~15
分钟

取穴

24
部位

鼻出血

　　小儿流鼻血一方面可能是出于小儿鼻腔发炎，如治疗不及时可能会转为慢性鼻炎，发炎的鼻黏膜更加脆弱，非常容易出血；另一方面可能是全身性疾病的表现，主要是血液系统的疾病，如血小板减少性紫癜等。

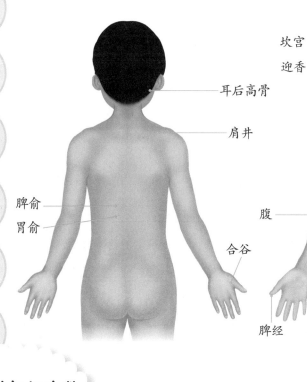

坎宫
迎香

耳后高骨

肩井

脾俞
胃俞

合谷

脾经

天门
太阳

人中

天突

膻中

腹

天河水
三关

大横纹
板门
内劳宫

小横纹

肾经　心经

肺经

足三里

按摩时间与次数

按摩治疗每天 1 次，5 次为
1 个疗程，直至治愈。以后
可改为隔天 1 次，以巩固
疗效。

宝宝润肤乳

最贴心的护理

奶瓶

杯子

沐浴露

- 鼻出血最好的方法是压迫止血
- 千万不要用纸卷、棉花乱塞
- 不要挖鼻孔，避免鼻黏膜损伤
- 出血量多且压迫止血法无效时，应及时到医院求医
- 宝宝流鼻血时不可仰卧
- 平时要注意休息
- 多喝白开水
- 干燥季节用护肤油涂抹鼻腔

按摩方法

- 开天门
- 掐人中
- 按揉合谷
- 按揉迎香
- 搓摩鼻翼

基本按摩方法

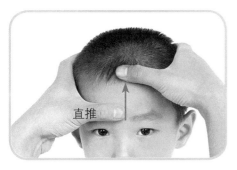
直推

1 开天门：宝宝站立或坐在椅子上，妈妈用两拇指自下而上交替直推宝宝的天门 100~300 次，推至宝宝额头微微发红。

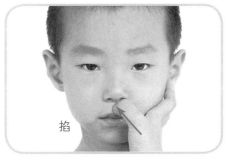
掐

2 掐人中：妈妈用拇指指甲掐宝宝人中 5 次。掐人中时，妈妈要注意修剪指甲，且力度不宜太大，稍用力即可。

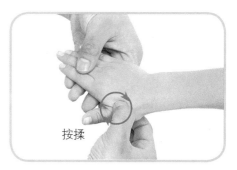
按揉

3 按揉合谷：妈妈用拇指指端按揉宝宝合谷 30 次。按揉时注意不要用力太大，以宝宝感觉舒适为度。

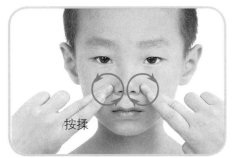
按揉

4 按揉迎香：妈妈用中指指端按揉宝宝迎香 50 次。迎香主治感冒、头痛、鼻塞、鼻炎、鼻出血等。

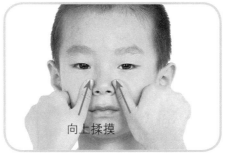
向上揉摸

5 搓摩鼻翼：妈妈用双手拇指或中指的指腹面放在宝宝鼻翼的两侧，沿鼻梁向上摩揉到两眉之间，再向下搓摩到鼻翼旁，来回搓摩 50 次。

风热犯肺型

按摩治疗每天 1 次,5 天为 1 个疗程。

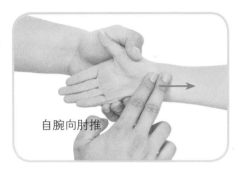

自腕向肘推

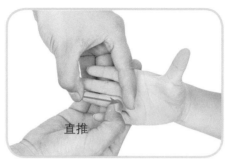

直推

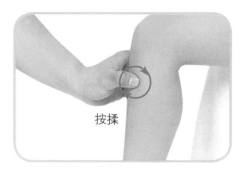

按揉

1 清天河水:妈妈食指、中指并拢,自腕横纹向肘直推天河水 300 次。推时用力要均匀,向前推动不要歪斜。

2 清肺经:肺经在宝宝无名指掌面,打开宝宝手掌,妈妈用拇指螺纹面自宝宝指尖向指根方向直推肺经 300 次。

3 按揉足三里:按摩足三里有健脾和胃、调中理气、导滞通络的作用。妈妈用拇指指端按揉宝宝足三里 30~50 次。两侧可同时进行。

火热炽盛型

鼻出血频繁的宝宝每天按摩 2 次,连续 1 个月内没有再犯时要改用按揉迎香、搓揉鼻翼的保健按摩手法。

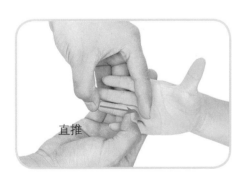

直推

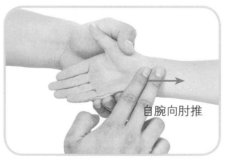

自腕向肘推

1 清肺经:肺经在宝宝无名指掌面,打开宝宝手掌,妈妈用拇指螺纹面自宝宝指尖向指根方向直推肺经 300 次。

2 清天河水:妈妈食指、中指并拢,自腕横纹向肘直推天河水 300 次。推时用力要均匀,向前推动不要歪斜。

症 状 诊 断

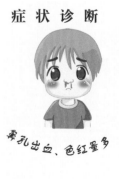

鼻孔出血、色红量多

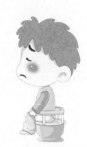

大便秘结

气血不足型

宝宝气血不足，要坚持按摩一两个月甚至更长时间。

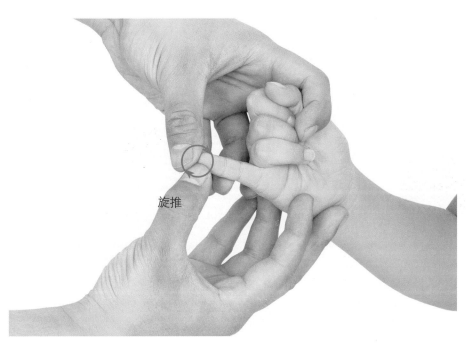

旋推

症状诊断

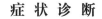
腰酸腿软

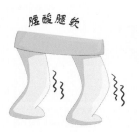

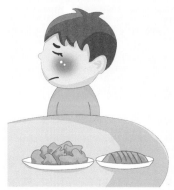

食欲较差

1 补肾经：肾经位于宝宝小指末节螺纹面。妈妈用拇指螺纹面轻轻旋推宝宝肾经 400 次。两侧皆可按摩。

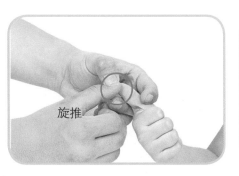

旋推

2 补脾经：补脾经能健脾和胃，补益气血。妈妈用拇指螺纹面旋推宝宝脾经 400 次。

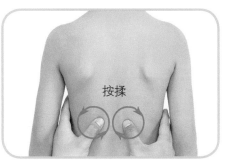

按揉

3 按揉脾俞：脾俞位于第 11 胸椎棘突下，旁开 1.5 寸，左右各一穴。妈妈用拇指螺纹面按揉宝宝脾俞 100 次。

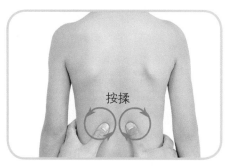

按揉

4 按揉胃俞：胃俞位于第 12 胸椎棘突下，旁开 1.5 寸，左右各一穴。妈妈用拇指指端按揉宝宝胃俞 100 次。

过敏性鼻炎

过敏性鼻炎的食物类过敏原，常见的有鱼、虾、牛奶等。其他还有尘埃、花粉、毛类，寒冷等。本病可有家族史与季节性。临床表现为鼻痒，常接连性喷嚏几个至十几个，突然鼻塞，溢清水样涕。

病症分型

3

时间

10~15
分钟

取穴

11
部位

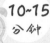

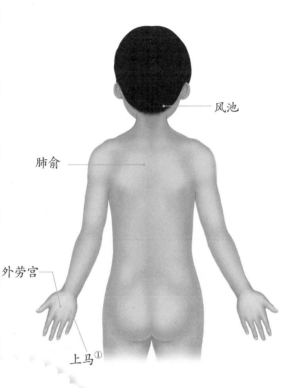

风池

肺俞

外劳宫

上马①

坎宫

天门

太阳

迎香

脾经

肾经　肺经

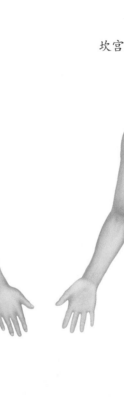

按摩时间与次数

按摩治疗每天 1 次，10 次为 1 个疗程。以后可改为隔天 1 次，并坚持按摩，以巩固疗效。

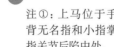

注①：上马位于手背无名指和小指掌指关节后陷中处。

奶瓶

最贴心的护理

- 减少过敏原的影响
- 积极治疗鼻咽部疾病
- 减少室内植物
- 不养小动物
- 家人不要在室内吸烟
- 不要使用空调
- 室内注意关窗
- 尽量使用空气过滤器
- 外出最好戴口罩
- 注意保暖，以防感冒

牙膏

毛巾

按摩方法

- 开天门
- 推坎宫
- 运太阳
- 按揉迎香
- 擦鼻翼

口罩

基本按摩方法

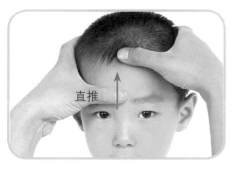

直推

1 开天门：宝宝站立或坐在椅子上，妈妈用两拇指自下而上交替直推宝宝的天门50次，推至宝宝额头微微发红。

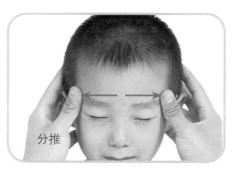

分推

2 推坎宫：推坎宫：坎宫为自眉心起沿眉向眉梢成的一横线。妈妈用两拇指螺纹面自宝宝眉头向眉梢分推坎宫50次，动作宜轻柔，用力宜均匀。

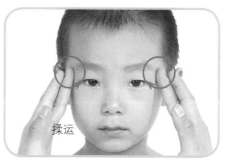

揉运

3 运太阳：太阳位于眉梢后凹陷处，左右各一穴。妈妈用双手中指指端向耳朵方向揉运宝宝太阳50次。

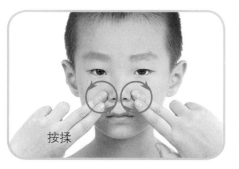

按揉

4 按揉迎香：妈妈用中指指端按揉宝宝迎香50-100次。迎香主治感冒、头痛、鼻塞、鼻炎、鼻出血等。

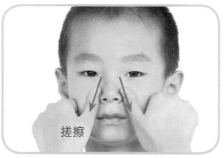

搓擦

5 擦鼻翼：妈妈以两手拇指桡侧缘擦宝宝鼻翼两侧，至发热为度。擦鼻翼时动作宜轻柔，以宝宝感觉舒适为度。

肺脾气虚型

按摩治疗每天 1 次，10 天为 1 个疗程。

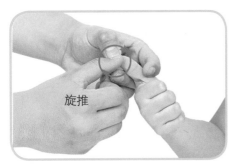

旋推

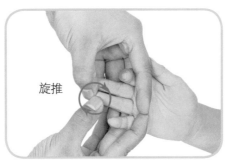

旋推

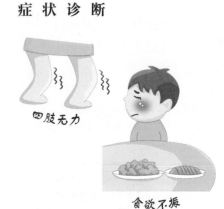

症状诊断

四肢无力

食欲不振

1 补脾经：补脾经能健脾和胃，补益气血。妈妈用拇指螺纹面旋推宝宝脾经 300 次。

2 补肺经：宝宝掌心向上，妈妈用一手拇指螺纹面旋推宝宝肺经 100~500 次，如果一侧次数太多宝宝接受不了，可换另一手进行。

肾气亏虚型

按摩治疗每天 1 次，10 天为 1 个疗程。

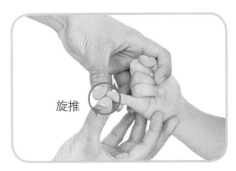

旋推

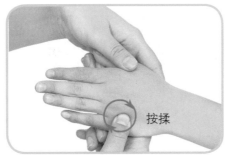

按揉

症状诊断

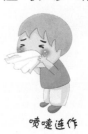

喷嚏连作

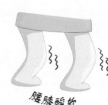

腰膝酸软

1 补肾经：肾经位于宝宝小指末节螺纹面。妈妈用拇指螺纹面轻轻旋推宝宝肾经 400 次。两侧皆可按摩。

2 揉上马：上马位于宝宝手背无名指及小指掌指关节后的凹陷中。妈妈用拇指指端按揉宝宝上马 50~100 次。

风寒犯肺型

按摩治疗每天1次,10天为1个疗程。

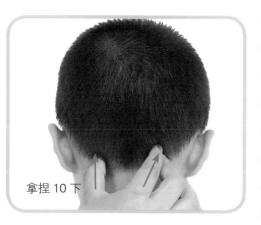

拿捏 10 下

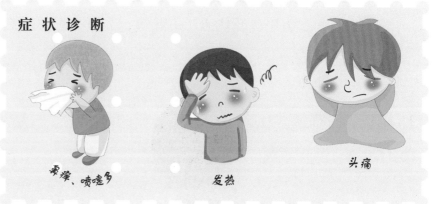

症状诊断

鼻痒、喷嚏多　　发热　　头痛

1 拿风池:宝宝站立或者坐在椅子上,保持放松,妈妈用拇指指端和食指指端相对用力拿捏风池10下,以局部产生较强的酸胀感为佳。

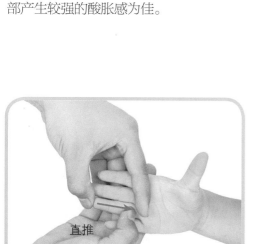

直推

2 清肺经:肺经在宝宝无名指掌面,打开宝宝手掌,妈妈用拇指螺纹面自宝宝指尖向指根方向直推肺经300次。

3 揉外劳宫:外劳宫位于宝宝手背上,与劳宫对应的位置。妈妈用一手托住宝宝四指,另一手拇指指端轻轻按揉宝宝外劳宫300次。

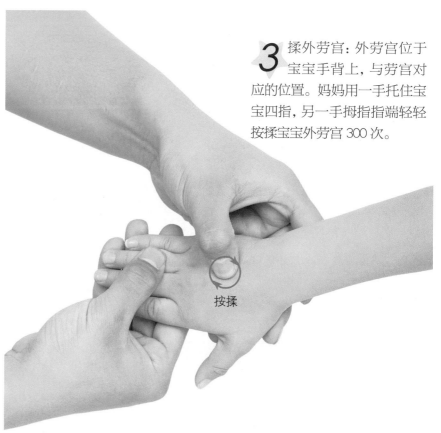

按揉

盗汗

病症分型
2

时间
10~15
分钟

取穴
11
部位

盗汗是指小儿睡时汗出，醒后即收，收后无恶寒，反而觉得热的现象。临证若兼见心烦少寐、口干、神疲等，为气阴两虚，治宜益气养阴；若夜不宁睡、磨牙、说梦话、烦躁等，为肝火湿热熏蒸盗汗，治宜清肝利湿。

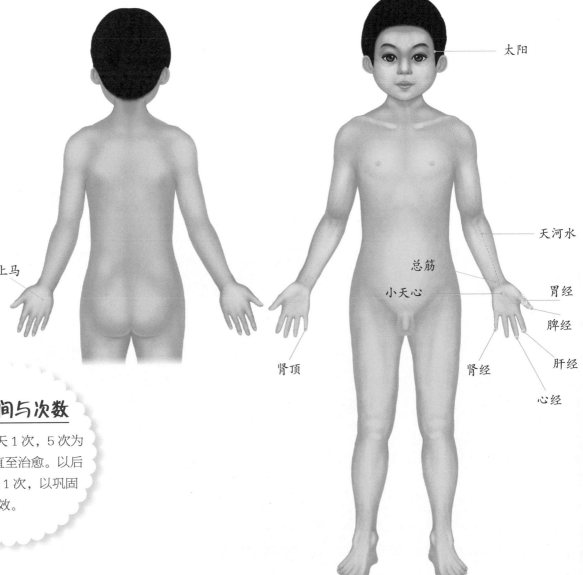

太阳
天河水
总筋
小天心
胃经
脾经
肝经
上马
心经
肾顶
肾经

按摩时间与次数

按摩治疗每天1次，5次为1个疗程，直至治愈。以后可改为隔天1次，以巩固疗效。

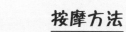

宝宝沐浴乳

奶瓶

最贴心的护理

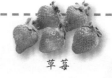
草莓

- 积极治疗各种急慢性疾病，注意病后调理
- 多给宝宝喝开水
- 可在水中加入少许食盐
- 忌辛辣食品
- 给宝宝多吃点绿色蔬菜
- 给宝宝吃新鲜水果
- 给宝宝勤换衣服
- 宝宝衣服不要穿太多
- 给宝宝勤擦身洗澡
- 让宝宝保持皮肤干爽

按摩方法

- 运太阳
- 补脾经
- 补肾经
- 揉肾顶
- 分阴阳

袜子

基本按摩方法

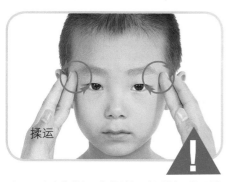
揉运

1 运太阳：太阳位于眉梢后凹陷处，左右各一穴。妈妈用中指指端向耳朵方向揉运宝宝太阳50次。

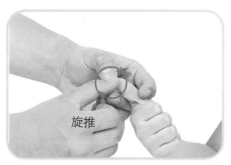
旋推

2 补脾经：补脾经能健脾和胃，补益气血。妈妈用拇指螺纹面旋推宝宝脾经300次。

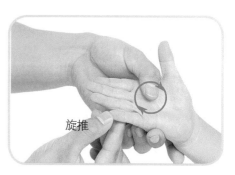
旋推

3 补肾经：肾经位于宝宝小指末节螺纹面。妈妈用拇指螺纹面轻轻旋推宝宝肾经400次。两侧皆可按摩。

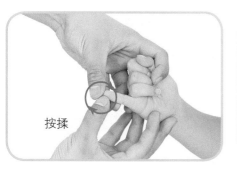
按揉

4 揉肾顶：妈妈用拇指螺纹面给宝宝揉肾顶300次，

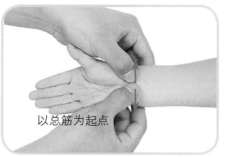
以总筋为起点　推向两侧

5 分阴阳：用两手拇指螺纹面，自总筋向两侧分推大横纹300次。若分推一侧宝宝接受不了，可换另一侧进行。

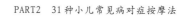

脾胃积热型

清脾经和胃经的同时，也要清心经，效果更好。

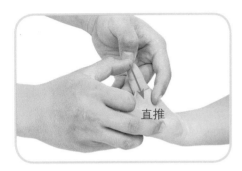
直推

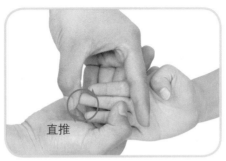
直推

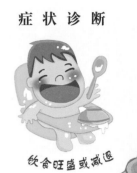

症状诊断

饮食旺盛或减退

大便秘结

1 清脾经、掐揉小天心：妈妈用拇指螺纹面向自指尖向指根方向直推宝宝脾经 100~500 次。然后用拇指指端掐揉宝宝小天心 50 次。

2 清心经、清胃经：妈妈用拇指螺纹面向宝宝指根方向直推心经 200 次。再用拇指螺纹面由指根向指尖方向直推宝宝胃经 100 次。

阴虚内热型

每天给宝宝捏脊，能治疗因阴虚内热引起的多种病症。

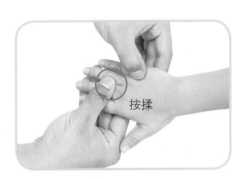
按揉

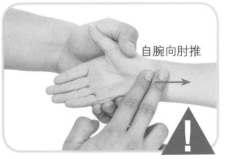
自腕向肘推

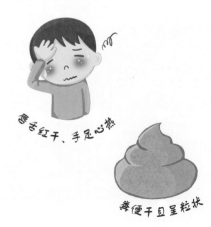

症状诊断

唇舌红干、手足心热

粪便干且呈粒状

1 揉上马：上马位于宝宝手背无名指及小指掌指关节后的凹陷中。妈妈用拇指螺纹面按揉宝宝上马 100 次。

2 清天河水：妈妈食指、中指并拢，自腕横纹向肘直推天河水 100 次。推时用力要均匀。

牙痛

　　小儿牙痛以龋齿、牙龈炎多见。中医学认为牙痛主要分两种：一为胃火循经上蒸所致的实证；一为肾阴不足，虚火上炎所致的虚证。因此治疗应清胃火、补肾阴，以止牙痛。按摩可较好地促进血液循环以消炎止痛。

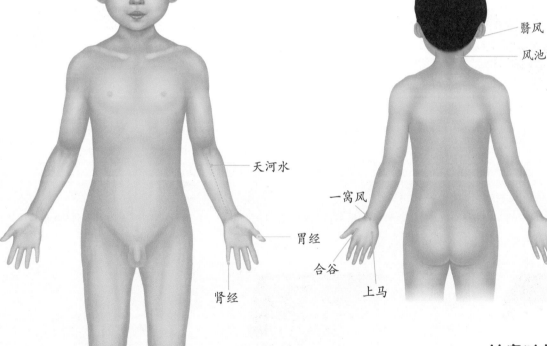

太阳

翳风
风池

天河水

一窝风

胃经

合谷

肾经

上马

按摩时间与次数

　　牙痛剧烈者，按摩可每天2~3次，每次按摩均可反复按摩至牙痛停止为止。

奶瓶

最贴心的护理

- 定期做口腔检查
- 彻底治疗口腔疾病
- 注意口腔卫生
- 坚持早晚刷牙
- 采取正确的刷牙姿势
- 加强牙齿锻炼，可在晨起、睡

菜花

- 眠前叩齿各 36 次
- 牙痛时避免吃辣椒
- 牙痛时避免吃煎炸食物
- 吃柔软和半流质的食物
- 牙痛恢复后多吃绿叶类蔬菜

宝宝润肤乳

按摩方法

- 拿风池
- 拿合谷
- 运太阳
- 按摩面颊
- 点按翳风
- 揉一窝风

玩具

基本按摩方法

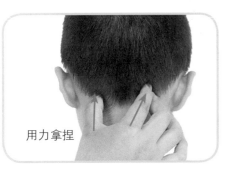
用力拿捏

1 拿风池：妈妈用拇指指端和食指指端相对用力拿捏宝宝风池 10~20 次，以局部产生较强的酸胀感为佳。

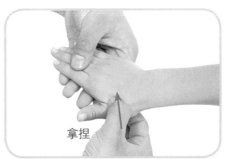
拿捏

2 拿合谷：妈妈用拇、食指螺纹面相对用力拿捏宝宝合谷 30 次。拿捏时注意不要用力太大，以宝宝感觉舒适为度。

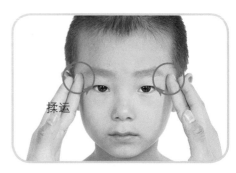
揉运

3 运太阳：太阳位于眉梢后凹陷处，左右各一穴。妈妈用双手中指指端向耳朵方向揉运宝宝太阳 50~100 次。

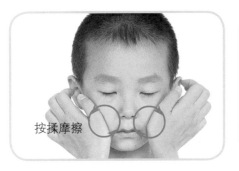
按揉摩擦

4 按摩面颊：妈妈以两手大鱼际按揉摩擦宝宝面颊部 2~3 分钟。动作宜轻柔，以稍微发热为度。

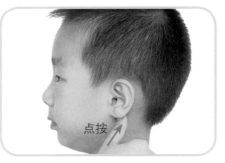
点按

5 点按翳风：妈妈用拇指指端点按宝宝翳风 100 次。翳风主治耳鸣、耳聋、口眼斜、牙关紧闭、牙痛、颊肿等。

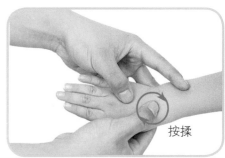
按揉

6 揉一窝风：一窝风位于宝宝双手手背腕横纹正中凹陷处。妈妈用拇指端按揉宝宝一窝风 100 次。

胃火牙痛型

牙痛剧烈的宝宝，可每天按摩两三次，每次按摩均可反复按摩至无痛为止。

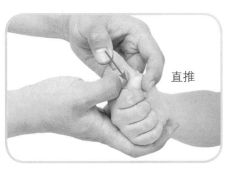

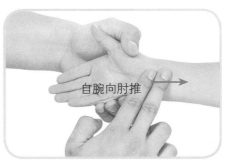

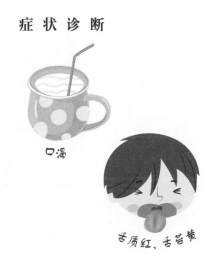

症状诊断

口渴

舌质红、舌苔黄

1 清胃经：妈妈用拇指螺纹面由指尖向指根方向直推宝宝胃经200次。两侧皆可进行，推时动作宜轻柔。

2 清天河水：妈妈食指、中指并拢，自腕横纹向肘直推天河水300次。推时用力要均匀，向前推动不要歪斜。

虚火牙痛型

每天按摩两三次，每次按摩均可反复按摩至无痛为止。

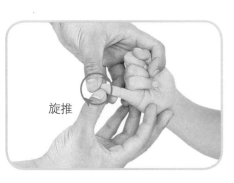

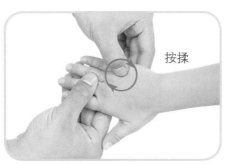

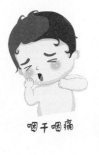

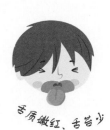

症状诊断

咽干咽痛

舌质嫩红、舌苔少

1 补肾经：肾经位于宝宝小指末节螺纹面。妈妈用拇指螺纹面轻轻旋推宝宝肾经100~500次。两侧皆可按摩。

2 揉上马：上马位于宝宝手背无名指及小指掌指关节后的凹陷中。妈妈用拇指指端按揉宝宝上马200次。

支气管哮喘

支气管哮喘是一种发作性的过敏性疾病，多在幼儿期起病，常有过敏史，由各种不同的过敏原引起。中医认为，肺脾肾三脏不足，特别是先天禀赋不足，是哮喘发病主要因素。按摩治疗着重于宣肺、健脾、补肾三方面。

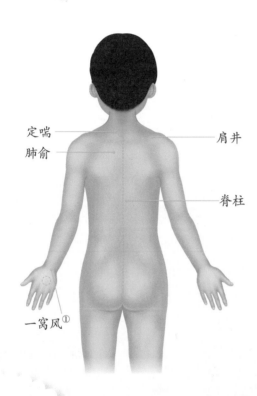

定喘
肺俞
肩井
脊柱
一窝风①

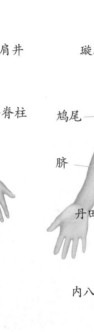

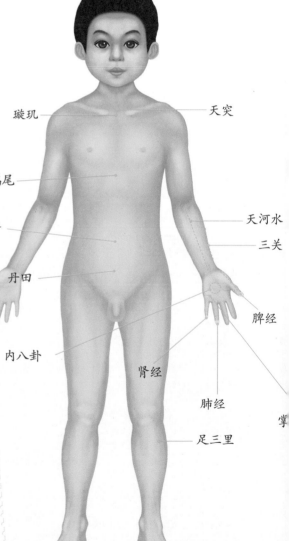

璇玑
天突
鸠尾
脐
天河水
三关
丹田
内八卦
脾经
肾经
肺经
掌
足三里

按摩时间与次数

按摩治疗每天 2 次，缓解期
每天 1 次。哮喘发作期间，
以药物治疗为主，配合按
摩，以加强疗效。

注①：一窝风在手
背腕横纹正中凹陷
处，主治腹痛、肠鸣、
关节痹痛、感冒等。

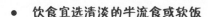

最贴心的护理

- 饮食宜选清淡的半流食或软饭
- 避免饮用牛奶
- 避免吃蛋类
- 避免吃鱼、虾
- 及早发现发作先兆
- 宝宝喉痒、胸闷、干咳时要及 时去医院诊治
- 咳嗽加重时按医嘱给予药物治疗
- 多吃新鲜蔬菜和水果
- 多参加户外活动，呼吸新鲜空气
- 多晒太阳

袜子　橙子　蔬菜

按摩方法

毛巾

- 揉天突
- 按揉足三里
- 按揉定喘
- 捏脊
- 总收法

基本按摩方法

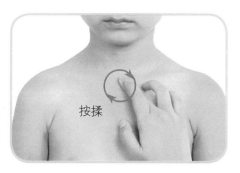

按揉

1 揉天突：妈妈用中指螺纹面揉宝宝天突 100 次。天突主治咳嗽、气喘、胸痛、咽喉肿痛、呃逆等。

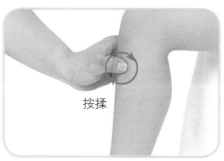

按揉

2 按揉足三里：按摩足三里有健脾和胃、调中理气、导滞通络的作用。妈妈用拇指指端按揉宝宝足三里 50 次。两侧可同时进行。

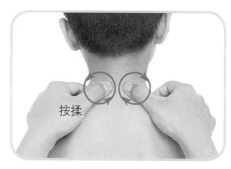

按揉

3 按揉定喘：妈妈用拇指螺纹面按揉宝宝定喘 200 次。定喘主治哮喘、咳嗽等呼吸系统疾病。

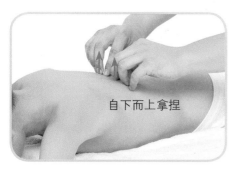

自下而上拿捏

4 捏脊：妈妈用拇指桡侧缘顶住宝宝皮肤，食、中二指前按，三指同时用力提拿肌肤，双手交替捻动，每捏 3 次，向上提拿 1 次。共操作 3~5 遍。

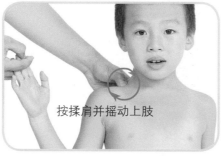

按揉肩并摇动上肢

5 总收法：用左手拇指或食、中指按揉小儿肩井穴部，右手拿住其同侧手指，屈伸肘腕并摇动其上肢 20 次左右。

风寒袭肺型

寒喘严重的宝宝可再揉合谷、风池各1分钟。

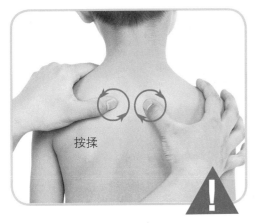

按揉

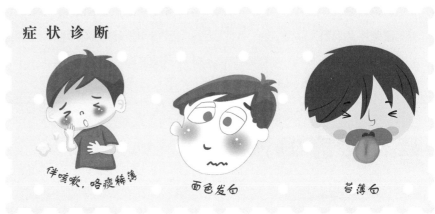

症状诊断

伴咳嗽，咯痰稀薄　　面色发白　　苔薄白

1 按揉肺俞：宝宝站立或取坐姿，妈妈用拇指螺纹面按揉宝宝肺俞100次，需稍用力。注意指甲不要划伤宝宝皮肤。

3 捏脊：妈妈用拇指桡侧缘顶住宝宝皮肤，食、中二指前按，三指同时用力提拿肌肤，双手交替捻动，每捏3次，向上提拿1次。共操作5遍。

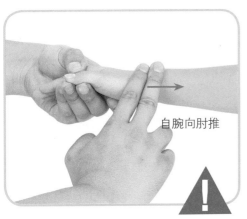

自腕向肘推

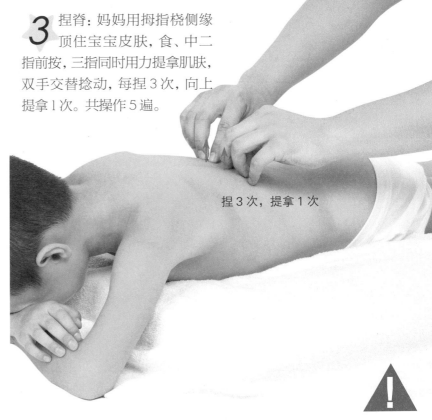

捏3次，提拿1次

2 推三关：妈妈用拇指桡侧面或食、中指螺纹面自宝宝的腕部向肘部推三关300次，推时用力要均匀，推到宝宝手臂微微发红。

风热犯肺型

按摩治疗每天进行 2 次，缓解期每天按摩 1 次。

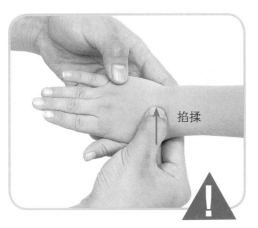

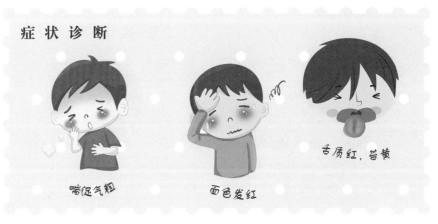

症 状 诊 断

喘促气粗　面色发红　舌质红，苔黄

1 掐揉一窝风：一窝风位于宝宝双手手背腕横纹正中凹陷处。妈妈用拇指端掐揉宝宝一窝风 100 次。

3 推掌小横纹：妈妈用拇指桡侧缘从宝宝小指侧向拇指侧直推掌小横纹 100 次。

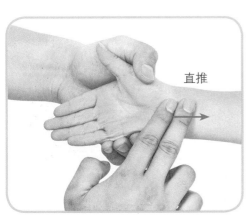

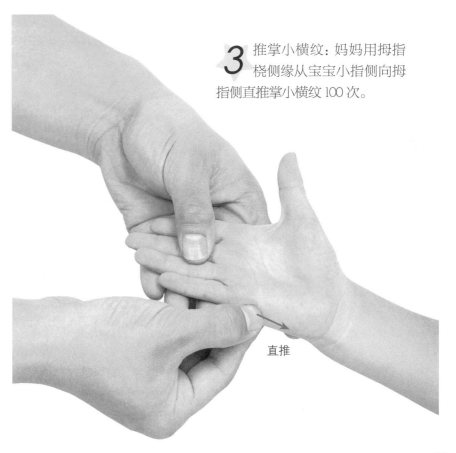

2 清天河水：妈妈食指、中指并拢，自腕横纹向肘直推天河水 100 次。推时用力要均匀，向前推动不要歪斜。

痰浊阻肺型

按摩治疗每天进行 2 次，缓解期每天按摩 1 次。

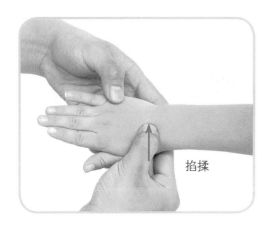

掐揉

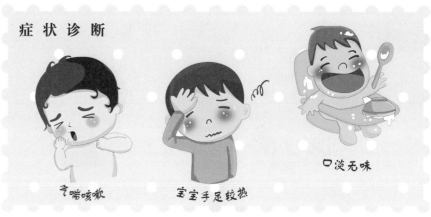

症状诊断

气喘咳嗽　　宝宝手足较热　　口淡无味

1 掐揉一窝风：一窝风位于宝宝双手手背腕横纹正中凹陷处。妈妈用拇指指端掐揉宝宝一窝风 100 次。

3 开璇玑：自璇玑始，沿胸肋间自上而下向两旁分推，再从鸠尾处向下直推至脐，然后摩脐，最后从脐向下直推小腹。操作 3~5 遍。

先分推再直推

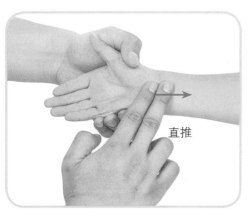

直推

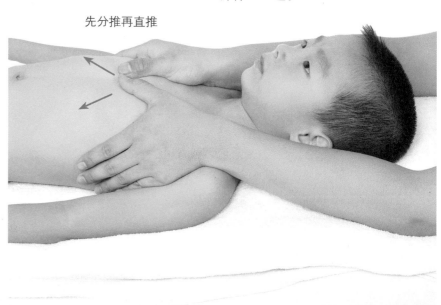

2 清天河水：妈妈食指、中指并拢，自腕横纹向肘直推天河水 100 次。推时用力要均匀，向前推动不要歪斜。

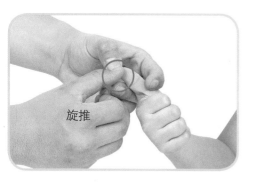

1 补脾经：补脾经能健脾和胃，补益气血。妈妈用拇指螺纹面旋推宝宝脾经300~500次。

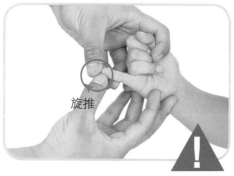

2 补肾经：肾经位于宝宝小指末节螺纹面。妈妈用拇指螺纹面轻轻旋推宝宝肾经500次。两侧皆可按摩。

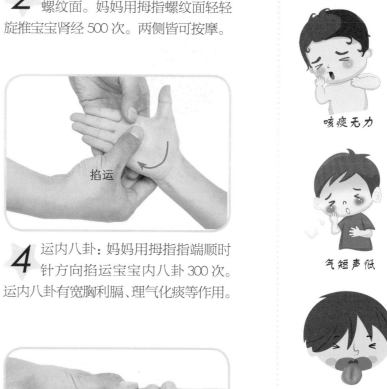

3 补肺经：宝宝掌心向上，妈妈用一手拇指螺纹面旋推宝宝肺经500次，如果一侧次数太多宝宝接受不了，可换另一手进行。

4 运内八卦：妈妈用拇指指端顺时针方向掐运宝宝内八卦300次。运内八卦有宽胸利膈、理气化痰等作用。

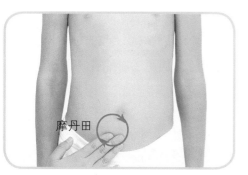

5 摩丹田：妈妈用食指、中指、无名指三指末节螺纹面摩丹田5分钟。

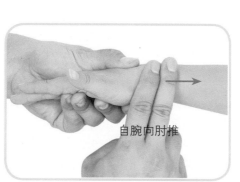

6 推三关：妈妈用拇指桡侧面或食、中指螺纹面自宝宝的腕部向肘部推三关300次。

肺肾两虚型

宝宝痊愈后，要经常用补脾经、按揉鱼际、按揉膻中的方法做按摩，防止复发。

症 状 诊 断

咳痰无力

气短声低

口唇发紫

病症分型
2

时间
10~15
分钟

取穴
11
部位

水痘

　　水痘可以发生在任何季节，但以冬春季最为多见。任何年龄的儿童均可得病，尤以幼儿及学龄前儿童为多见。得过1次后，很少再得第2次。按摩治疗应以解表清热为主。

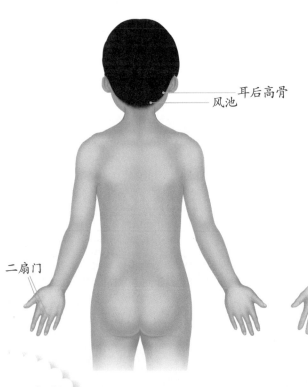

耳后高骨
风池
二扇门

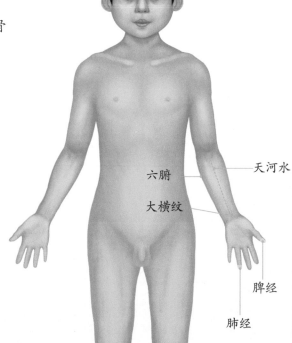

坎宫
天门
太阳
六腑
天河水
大横纹
脾经
肺经

按摩时间与次数

　　按摩治疗每天1~2次，按摩时避开水痘。症状明显减轻时，可改为隔天1次，直至痊愈。

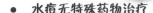

最贴心的护理

- 水痘无特殊药物治疗
- 无并发症的宝宝无需住院
- 形成水疱后,可涂紫药水
- 发生昏迷或休克时,要立即去医院
- 立即隔离至皮疹全部结痂为止

- 不要让宝宝用手抓破痘疹
- 给宝宝修剪指甲,保持手的清洁
- 发热时要让宝宝卧床休息
- 多喝白开水
- 宝宝的被褥要勤晒
- 衣服要清洁宽大

指甲刀

按摩方法

- 清肺经
- 清天河水
- 开天门
- 推坎宫
- 运太阳
- 揉涌泉

宝宝润肤乳

基本按摩方法

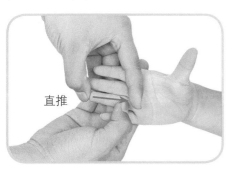
直推

1 清肺经:肺经在宝宝无名指掌面,打开宝宝手掌,妈妈用拇指螺纹面自宝宝指尖向指根方向直推肺经300次。

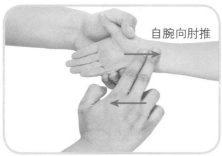
自腕向肘推

2 清天河水:妈妈食指、中指并拢,自腕横纹向肘直推天河水300次。推时用力要均匀,向前推动不要歪斜。

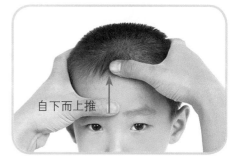
自下而上推

3 开天门:宝宝站立或坐在椅子上,妈妈用两拇指自下而上交替直推宝宝的天门50次,推至宝宝额头微微发红。

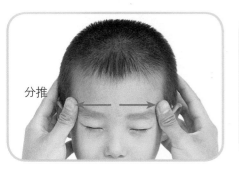
分推

4 推坎宫:坎宫为自眉心起沿眉向眉梢成的一横线。妈妈用两拇指螺纹面自宝宝眉头向眉梢分推坎宫50次。

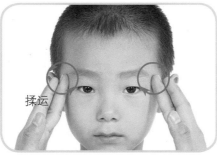
揉运

5 运太阳:太阳位于眉梢后凹陷处,左右各一穴。妈妈用双手中指指端向耳朵方向揉运宝宝太阳50次。

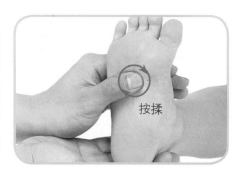
按揉

6 揉涌泉:宝宝躺在床上,妈妈用一手拖住宝宝脚跟,用另一手拇指螺纹面按揉宝宝涌泉30~50次。

风热夹湿型

清除热毒是预防水痘的关键，在冬春季节，父母可给宝宝做预防性按摩。

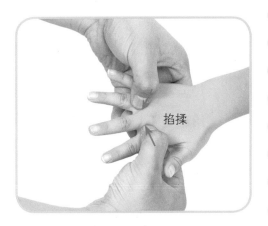

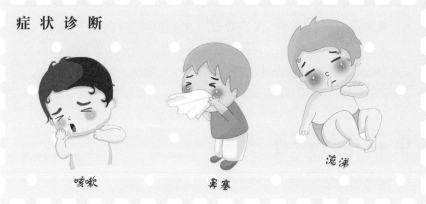

症状诊断

咳嗽　　鼻塞　　流涕

1 掐揉二扇门：二扇门位于宝宝双手掌背中指指根两侧的凹陷处。妈妈用两手拇指指端掐揉宝宝二扇门100次。

3 拿风池：宝宝站立或者坐在椅子上，保持放松，妈妈用拇指指端和食指指端相对用力拿捏宝宝风池10次，以局部产生较强的酸胀感为佳。

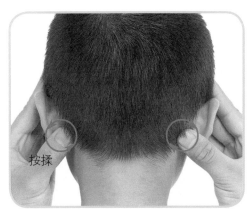

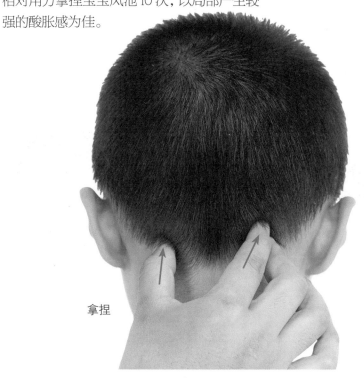

拿捏

2 揉耳后高骨：妈妈用双手拇指指端揉宝宝耳后高骨50次。妈妈要注意修剪指甲，以防划伤宝宝的皮肤。

湿热炽盛型

按摩治疗每天 2 次,按摩时避开水痘。

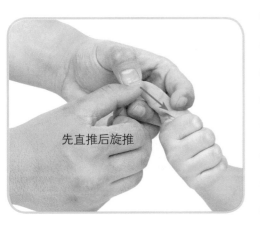

先直推后旋推

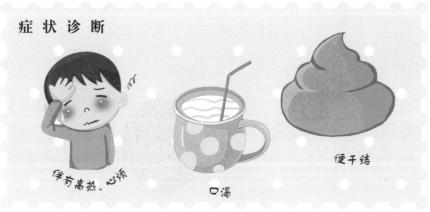

症状诊断

伴有高热、心烦   口渴   便干结

1 推脾经:先用拇指螺纹面向指根方向直推脾经 200 次,再用拇指螺纹面旋推脾经 200 次。

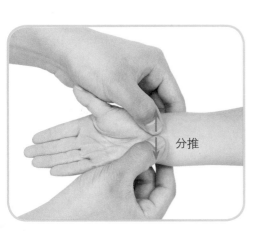

分推

2 分阴阳:宝宝站立或取坐姿,妈妈用两手拇指桡侧缘自宝宝总筋向两侧分推大横纹 200 次。若分推一侧宝宝接受不了,可换另一侧进行。

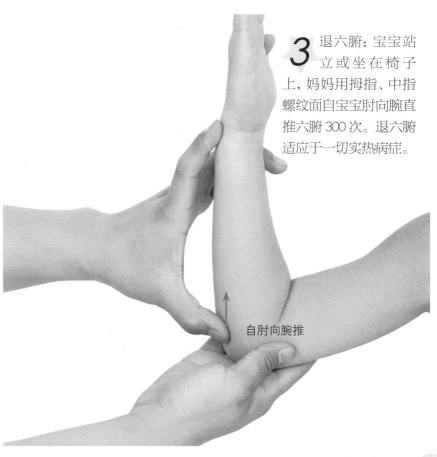

自肘向腕推

3 退六腑:宝宝站立或坐在椅子上,妈妈用拇指、中指螺纹面自宝宝肘向腕直推六腑 300 次。退六腑适应于一切实热病症。

小儿麻痹症后遗症

本病学名叫脊髓灰质炎，由脊髓灰质炎病毒感染所致。一年四季均有发病，以夏、秋季较多，常见于1~5岁儿童。感染小儿麻痹症后，孩子会出现肢体弛缓性瘫痪。后遗症期可分下列两型治疗，并辅以患肢的按摩小活动。

病症分型

2

时间

10~15
分钟

取穴

15
部位

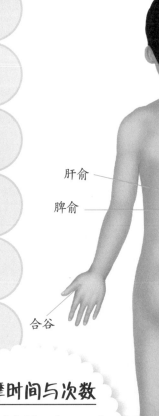

肝俞

脾俞

胃俞

肾俞

合谷

六腑

总筋

大横纹

小天心

三关

脾经

肾经

足三里

三阴交

承山

按摩时间与次数

按摩治疗每天1次，10次为1个疗程。不拘疗程，并需长期坚持进行按摩。

最贴心的护理

浴盆　玩具　宝宝沐浴乳

- 早期宝宝要绝对卧床
- 避免剧烈运动
- 患肢疼痛时可以进行热敷
- 更换睡卧姿势时，双臂贴身于两旁，不宜张开
- 每2小时翻身1次
- 注意保持皮肤清洁
- 保证宝宝营养的供给
- 发生吞咽困难者应送到医院进行鼻饲或由静脉保证入量
- 后遗症期，要在患肢多加按摩

毛巾

按摩方法

- 推三关
- 掐揉小天心
- 按揉三阴交
- 分阴阳

基本按摩方法

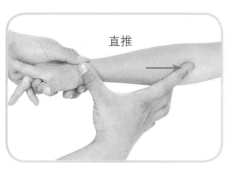

直推

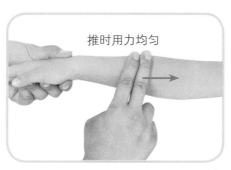

推时用力均匀

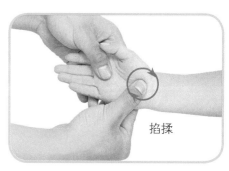

掐揉

1 推三关：妈妈用拇指桡侧面或食、中指螺纹面自宝宝的腕部向肘部直推三关 300 次，推时用力要均匀，推到宝宝手臂微微发红。

2 掐揉小天心：小天心位于宝宝双手大小鱼际交接处的凹陷中。妈妈用拇指指端掐揉宝宝小天心 300 次。

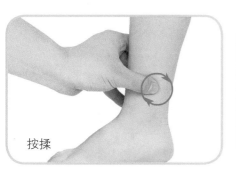

按揉

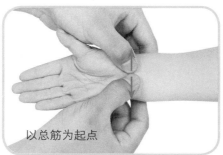

以总筋为起点

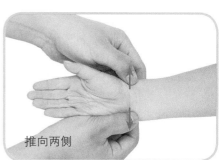

推向两侧

3 按揉三阴交：妈妈以拇指或食指指端按揉宝宝三阴交 100~200 次。

4 分阴阳：妈妈用两手拇指桡侧缘自宝宝总筋向两侧分推大横纹 300 次。若分推一侧宝宝接受不了，可换另一侧进行。

脾胃虚弱型

按摩治疗每天 1 次，10 次为 1 个疗程，不限疗程。

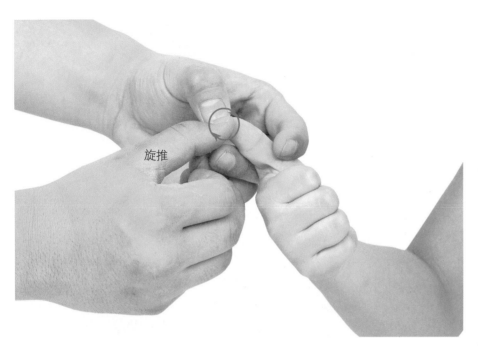

旋推

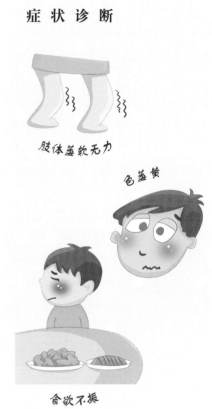

症 状 诊 断

肢体萎软无力

色萎黄

食欲不振

1 补脾经：补脾经能健脾和胃，补益气血。妈妈用拇指螺纹面旋推宝宝脾经 60 次。

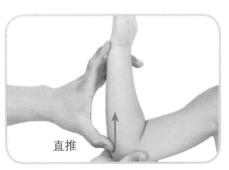

直推

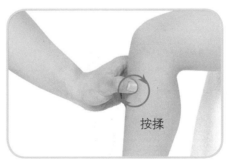

按揉

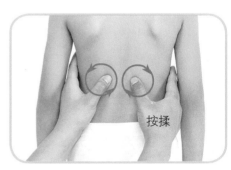

按揉

2 退六腑：宝宝站立或坐在椅子上，妈妈用拇指螺纹面自宝宝肘向腕直推六腑 100 次。退六腑适应于一切实热病症。

3 按揉足三里：按摩足三里有健脾和胃、调中理气、导滞通络的作用。妈妈用拇指螺纹面按揉宝宝足三里 30~50 次。两侧可同时进行。

4 按揉脾俞、胃俞：妈妈用拇指指端按揉宝宝脾俞、胃俞各 10~30 次。按摩力度以宝宝感觉舒适为宜。

肝肾亏损型

第 137 页的基本按摩手法和对症按摩手法结合起来，治疗效果更好。

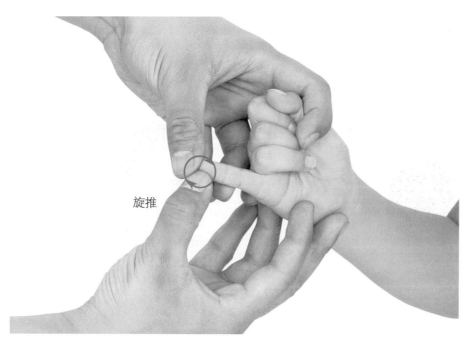

旋推

症 状 诊 断

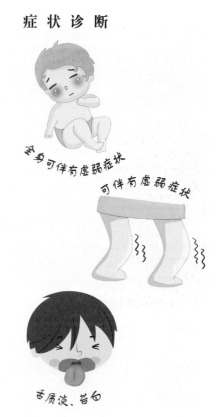

全身可伴有虚弱症状

可伴有虚弱症状

舌质淡、苔白

1 补肾经：肾经位于宝宝小指末节螺纹面。妈妈用拇指螺纹面轻轻旋推宝宝肾经 60 次。两侧皆可按摩。

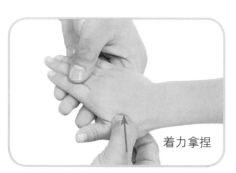

着力拿捏

2 拿合谷：妈妈用拇、食指螺纹面相对用力拿捏宝宝合谷 30 次。拿捏时以宝宝感觉舒适为度。

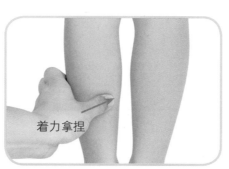

着力拿捏

3 拿承山：妈妈用拇指螺纹面着力拿捏宝宝承山 10 次。拿捏时力度要轻，以感觉酸胀微痛为度。

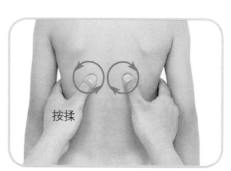

按揉

4 按揉肝俞、肾俞：妈妈用拇指螺纹面按揉宝宝肝俞、肾俞各 10~30 次。

腮腺炎

流行性腮腺炎，俗称"痄腮"。一年四季均可能发病，但以冬春季多见，4~15 岁的儿童发病率较高。本病的潜伏期为 7 天，传染性比较强，常在幼儿园和小学中发生流行。按摩治疗本病以疏风清热，散结消肿为主。

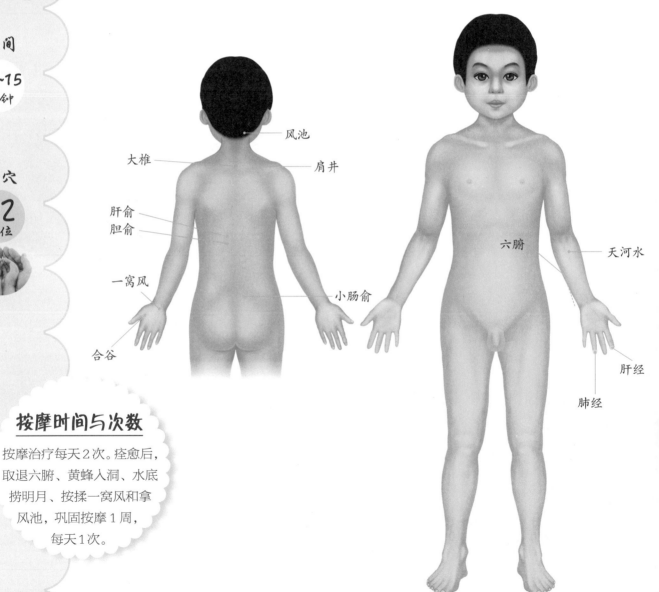

风池
大椎
肩井
肝俞
胆俞
一窝风
小肠俞
合谷
六腑
天河水
肝经
肺经

按摩时间与次数

按摩治疗每天 2 次。痊愈后，
取退六腑、黄蜂入洞、水底
捞明月、按揉一窝风和拿
风池，巩固按摩 1 周，
每天 1 次。

最贴心的护理

半流食

- 不必使用抗生素治疗
- 腮肿的局部可将如意金黄散用茶或醋调成糊状后外敷，可起到消肿止痛的作用
- 吃富有营养易消化的半流食或软食
- 避免吃酸、辣、甜味食品
- 避免吃干硬的食品
- 多喝温开水
- 对体温超过 39℃ 的宝宝，可采用物理方法退热，或在医生指导下使用退热药

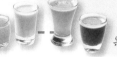

药

按摩方法

- 拿风池
- 拿合谷
- 捏挤大椎
- 推天河水

果汁

基本按摩方法

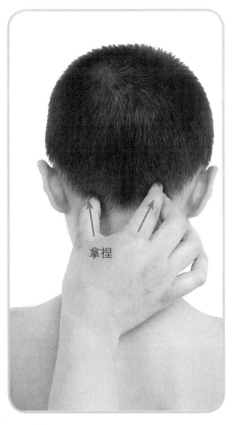

拿捏

1 拿风池：宝宝保持放松，妈妈用拇指指端和食指指端相对用力拿捏宝宝风池 20 次，以局部产生较强的酸胀感为佳。

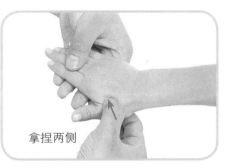

拿捏两侧

2 拿合谷：妈妈用拇、食指螺纹面相对用力拿捏宝宝合谷 30 次左右。拿捏时注意不要用力太大，以宝宝感觉舒适为度。

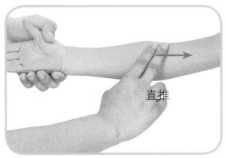

直推

4 清天河水：妈妈食指、中指并拢，自腕横纹向肘直推天河水 300 次。推时用力要均匀，向前推动不要歪斜。

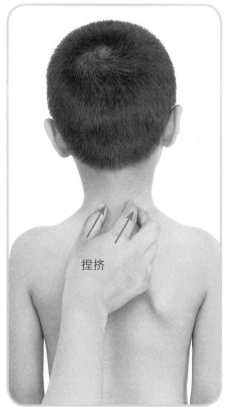

捏挤

3 捏挤大椎：大椎位于宝宝背部正中线上，第 7 颈椎棘突下凹陷中。妈妈用拇、食、中三指捏挤宝宝大椎 20 次。

温毒在表型

此种按摩配合第 141 页的按摩方法，宝宝很快就会有好转。

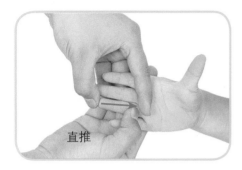

直推

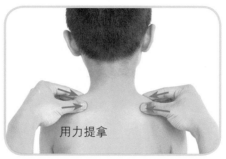

用力提拿

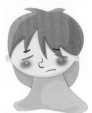
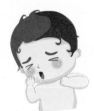

症状诊断

头痛

轻微咳嗽

1 清肺经：肺经在宝宝无名指掌面，打开宝宝手掌，妈妈用拇指螺纹面自宝宝指尖向指根方向直推肺经 100~300 次。

2 拿肩井、退六腑：用拇指与食、中二指对称用力提拿肩井 5 次，然后用拇指螺纹面自肘向腕直推六腑 300 次。

热毒内陷心肝型

每天 1 次，直至宝宝痊愈，再巩固按摩 5~7 天。

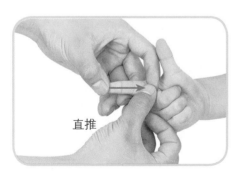

直推

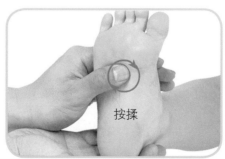

按揉

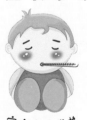
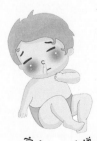

症状诊断

宝宝身体发热

宝宝鼻塞流涕

1 清肝经：肝经宜清不宜补，若需补时，常用补肾经代之。妈妈用拇指螺纹面向宝宝指根方向直推肝经 300 次。

2 揉涌泉：宝宝躺在床上，妈妈用一手拖住宝宝脚跟，用另一手拇指螺纹面按揉宝宝涌泉 100 次。

邪毒内陷厥阴脉络型

按摩完毕，最好用盐水漱口，并休息半小时。

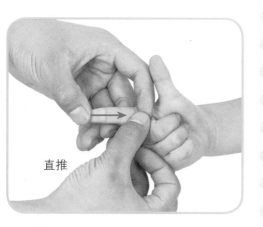

直推

1 清肝经：肝经宜清不宜补，若需补时，常用补肾经代之。妈妈用拇指螺纹面向宝宝指根方向直推肝经300次。

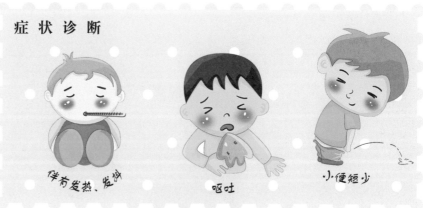

症 状 诊 断

伴有发热、发烧 　　　 呕吐 　　　 小便短少

3 按揉肝俞、胆俞、小肠俞：妈妈用拇指指腹按揉宝宝肝俞、胆俞、小肠俞各1分钟。按揉时以局部有酸胀感为宜。

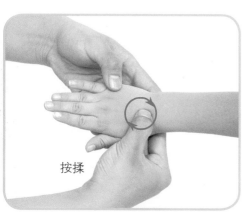

按揉

2 按揉一窝风：一窝风位于宝宝双手手背腕横纹正中凹陷处。妈妈用拇指端按揉宝宝一窝风100次。

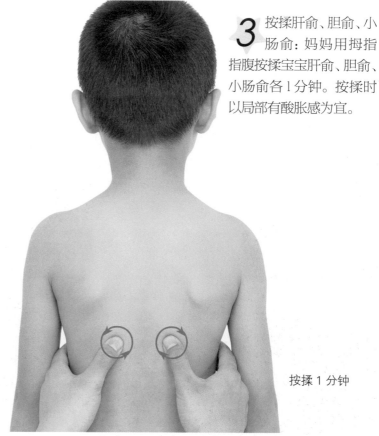

按揉1分钟

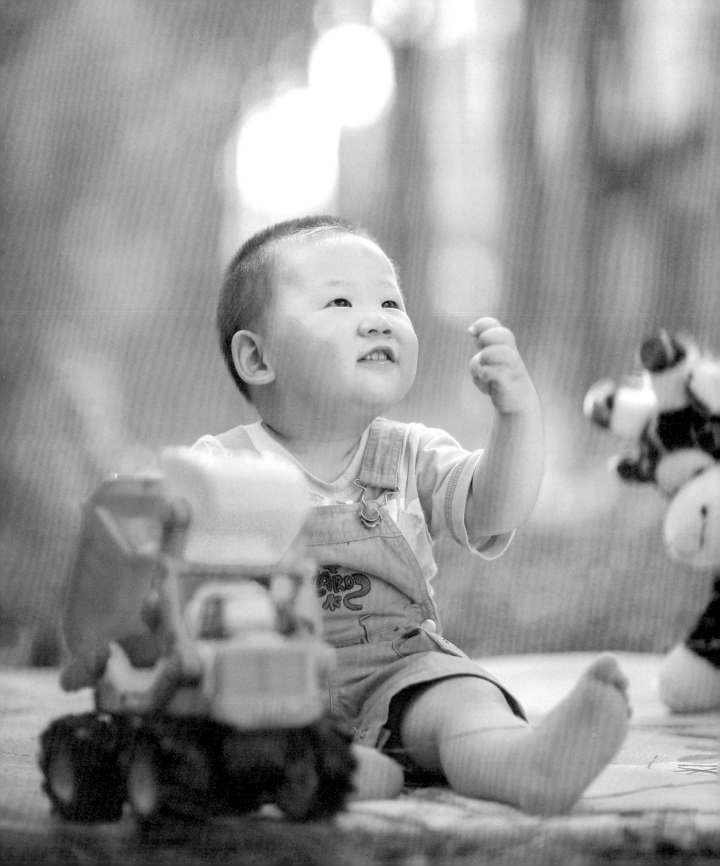

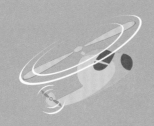

PART3

10 大小儿日常保健经络按摩法

小儿的生理特点是脏腑娇嫩，各器官功能发育不完善。因此，小儿对各种疾病的抵抗、防御能力普遍较弱，易患各种疾病。应该在孩子没有生病的时候就注意保健，增强体质，一旦有外邪侵袭人体时，可以防御疾病，即使生病了也能使病情轻浅、好得快。

小儿保健按摩操作简便，易学易懂，无毒副作用，无痛苦；而且内容丰富，涉及饮食、精神、体格锻炼、清洁卫生、传染病预防等各方面。家长只需有耐心，坚持按步骤进行，就能取得明显的效果。

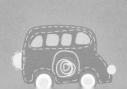
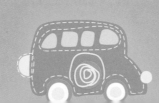
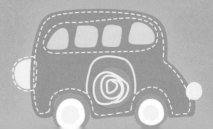

把宝宝养得壮壮的

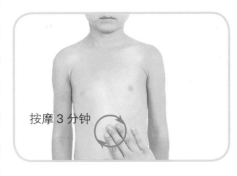

按摩 3 分钟

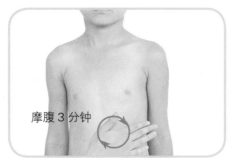

摩腹 3 分钟

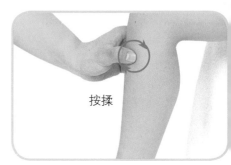

按揉

1 摩中脘：妈妈用食、中、无名指三指摩宝宝中脘 3 分钟。按摩时涂上按摩乳，动作宜轻揉。

2 摩腹：妈妈用右手掌面或四指的指面放于宝宝腹部，按顺时针的方向摩腹 3 分钟。按摩的手法应轻重适宜，速度均匀，以宝宝感觉舒适为度。

3 按揉足三里：接上势，妈妈用两手拇指螺纹面分别按揉宝宝左右足三里各 50 次。按摩足三里有健脾和胃、调中理气、导滞通络的作用。

4 捏脊：宝宝俯卧位，妈妈用双手拇指和食、中指相对用力，拿捏宝宝脊柱两侧的皮肤 3~5 次。

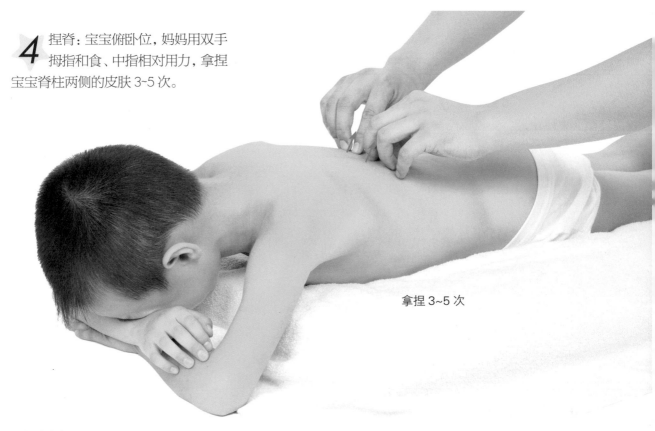

拿捏 3~5 次

宝宝睡得好香甜

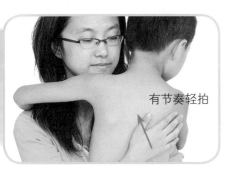

有节奏轻拍

1 拍肺俞、厥阴俞、心俞：家长左手怀抱小儿，使其背向后，右手掌心轻轻拍儿左上背部肺俞、厥阴俞、心俞部位，拍毕用拇、食指面分别按揉双侧肺俞、心俞、厥阴俞各30次。

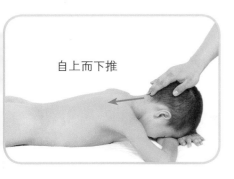

自上而下推

2 抚背：中指按在督脉的风府上，食、无名指分别按在两侧的风池上，自上而下推抚50~100遍。

3 猿猴摘果：用两手捏小儿螺蛳骨(腕背横纹尺侧)上皮，一扯一放，反复多次。

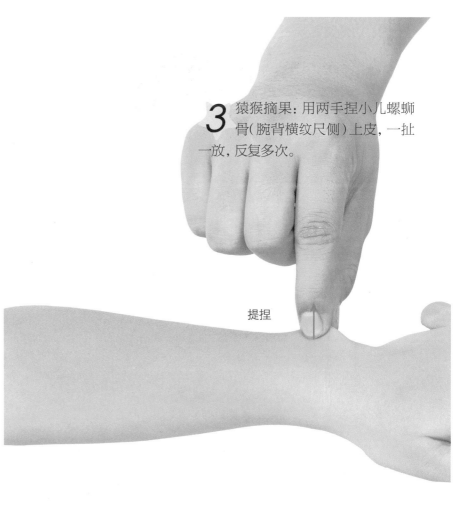

提捏

预防感冒很简单

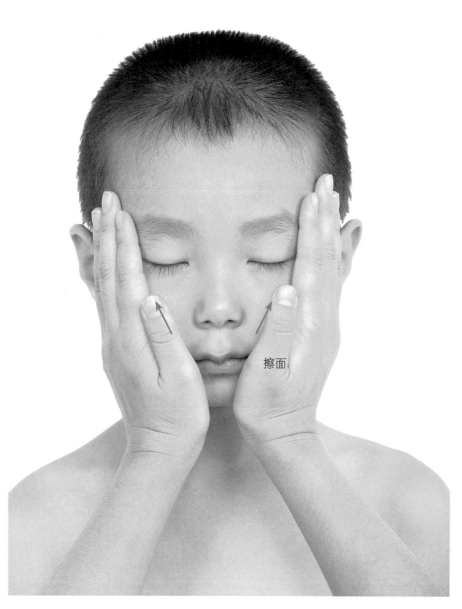

擦面

1 擦面：双手搓热，趁掌热擦面 8 次（或面颊发热即止）。

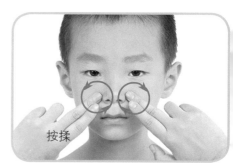

按揉

2 揉迎香：妈妈用中指指端按揉宝宝迎香 30~50 次。迎香主治感冒、头痛、鼻塞、鼻炎、鼻出血等。

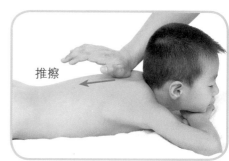

推擦

3 推擦胸背：宝宝涂上按摩乳，妈妈用手掌大鱼际推擦宝宝胸背各 3~5 遍。推擦时要轻柔有节律，使宝宝感觉舒适。

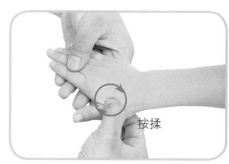

按揉

4 按揉合谷、揉外劳宫：妈妈用拇指螺纹面按揉宝宝合谷 30 次，再用拇指螺纹面轻轻按揉宝宝外劳宫 100~300 次。

长牙不适揉一揉

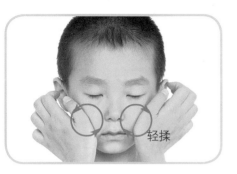

轻揉

1 轻揉两颊：妈妈以双手大鱼际轻揉宝宝的两侧脸颊3分钟。以宝宝皮肤微微发红为度。

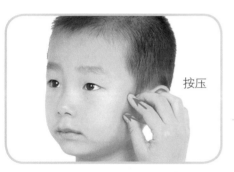

按压

2 按压上下颌：妈妈以拇指和食、中指相对用力按压宝宝的上下颌3分钟。按压时力度宜轻柔。

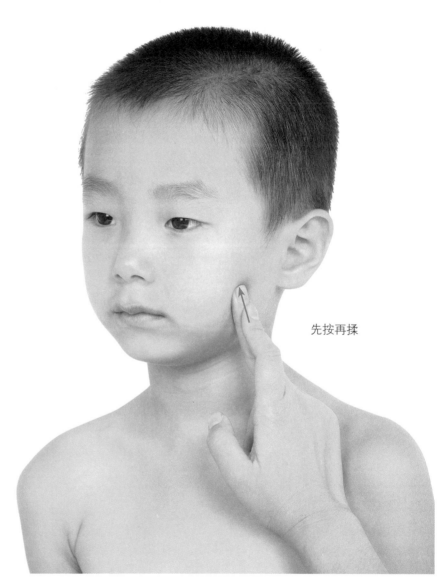

先按再揉

3 揉颊车、下关：妈妈先以双手中指指腹按宝宝颊车、下关两穴片刻，再以指腹轻揉结束。

生长疼痛不用怕

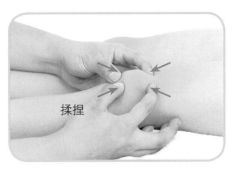

揉捏

1 揉髌骨：宝宝躺在床上，妈妈用多指在其髌骨周围做揉捏法，反复操作。揉时动作宜轻柔。

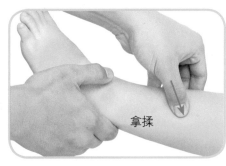

拿揉

2 拿揉胫骨肌肉：宝宝躺在床上，妈妈拿揉其胫骨两侧肌肉，然后用双掌在宝宝小腿内外侧做搓法。

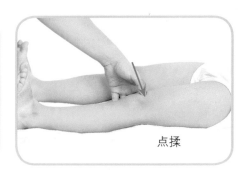

点揉

3 点揉鹤顶、内外膝眼、足三里：宝宝仰卧，妈妈用拇指指端点揉宝宝鹤顶、内外膝眼、足三里各50次。

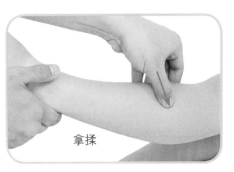

拿揉

4 拿揉大腿、小腿：宝宝俯卧，妈妈在其大腿及小腿后施拿揉法，搓膝腘窝处，拿揉腓长肌。

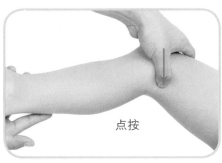

点按

5 点按阴谷、阳陵泉、承山：宝宝俯卧，屈腿，妈妈点按其阴谷、阳陵泉、承山各30次。

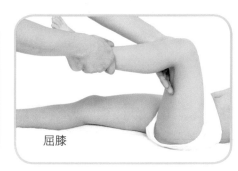

屈膝

6 屈膝屈髋：宝宝仰卧，膝关节做屈膝屈髋动作5~10次。

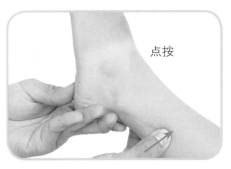

点按

7 点按绝骨、大杼：宝宝俯卧，妈妈点按其绝骨、大杼各30次。

让宝宝变得更聪明

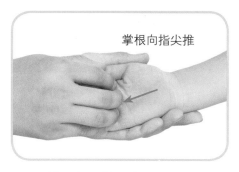

掌根向指尖推

1 推五经：操作者以左手托儿左手使手心向上，右手五指并拢合儿掌上，从其掌根始，沿手掌顺指根向指尖推去，反复操作 20 次。

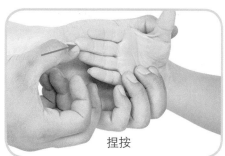

捏按

2 捏十宣：姿势同上，操作者从其右手拇、食、中、无名、小指各捏 20 次。

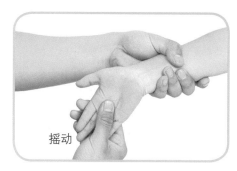

摇动

3 摇四肢关节：妈妈摇宝宝四肢腕、髋、踝关节各 20~30 次。摇时动作轻柔，用力均匀。

5 捏脊：妈妈以双手拇、食指面捏脊 3~5 次，重提肾俞、脾俞、心俞各 3~5 次，按揉肾俞、脾俞、心俞各 3 次，然后将中指置督脉大椎穴上，食、无名指分别置足太阳膀胱经风门穴上，自上而下反复推 10 次。

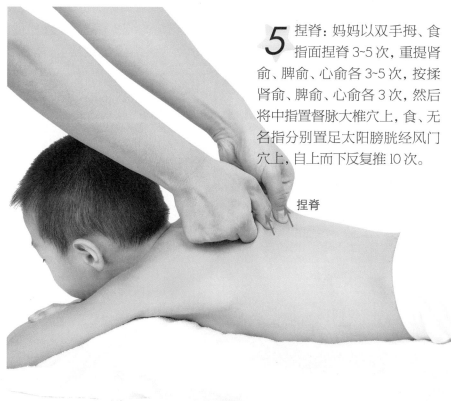

捏脊

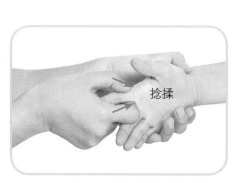

捻揉

4 捻十指、趾：妈妈用拇食指指面捻宝宝十指、趾各 2~5 次。动作宜轻柔，力度不可过大。

为宝宝的视力护航

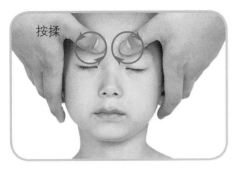

1 揉攒竹：妈妈用拇指指端按揉宝宝攒竹 30~50 次。以有轻微的酸胀感为宜，不宜用力过大。

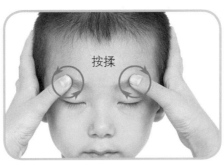

2 掐揉鱼腰：鱼腰在宝宝瞳孔之上，眉毛中。妈妈用拇指指端按揉宝宝鱼腰 30~50 次。以有轻微的酸胀感为宜。

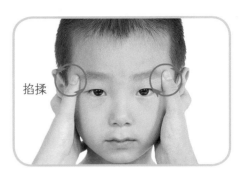

3 揉丝竹空：妈妈用拇指或中指指端按揉宝宝丝竹空 30~50 次。以局部感到酸胀并向眼睛周围发散为好。

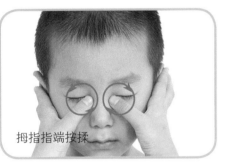

4 按揉睛明：妈妈用拇指指端按揉宝宝睛明（向眼睛内上方点揉）50 次。按摩时动作宜轻柔。

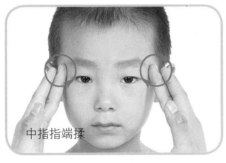

5 揉太阳：妈妈用中指指端揉宝宝太阳 50 次。太阳主治发热、头痛、头晕、惊风、近视、斜视等。

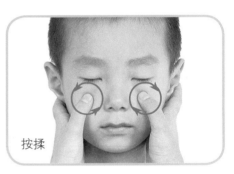

6 揉四白：妈妈用拇指指端按揉宝宝四白 10~20 次。按揉时，手指不要移动，且按揉面不要太大。

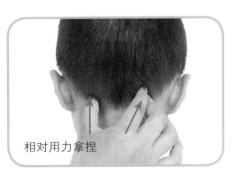

7 拿风池：妈妈用拇指和食、中指螺纹面相对用力拿捏宝宝风池 5~10 次，以有酸胀感为宜。

保护脊柱要趁早

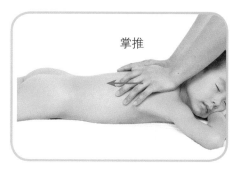

掌推

1 自背部推到腰骶：宝宝俯卧，涂上按摩乳或其他介质，妈妈用双掌沿着宝宝背部到腰骶部施掌推法数遍。

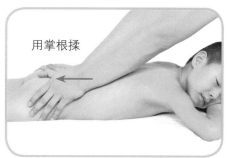

用掌根揉

2 自背揉到腰骶：宝宝俯卧，涂上按摩乳或其他介质，妈妈从宝宝胸到腰骶部沿脊柱两侧施掌根揉法数遍。

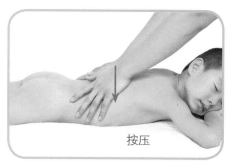

按压

3 自背按压到腰骶：宝宝俯卧，涂上按摩乳或其他介质，妈妈从宝宝胸到腰骶用掌根交替在脊柱上施按压法。

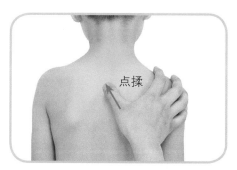

点揉

4 点揉身柱、至阳、命门：妈妈用拇指螺纹面依次点揉宝宝身柱、至阳、命门各1分钟。

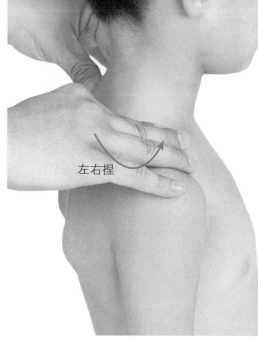

左右捏

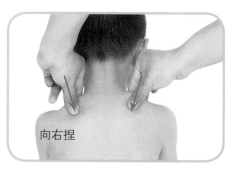

向右捏

5 捏肩：宝宝坐在椅子上，妈妈用双手拇指、食指、中指三指捏宝宝两侧肩部1~2分钟。

6 捏两肩：妈妈双手拿于宝宝两肩部左右施捏法，左右每天各10次。持之以恒。

养好脾胃，吃嘛嘛香

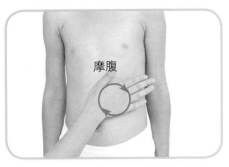

1 摩腹：妈妈用掌心放于宝宝腹部，按顺时针的方向摩腹 50 次，再逆时针方向摩腹 50 次。按摩的手法应轻重适宜，以宝宝感觉舒适为度。

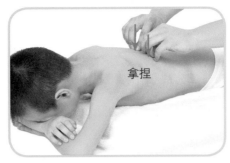

2 捏脊：妈妈用食、中两指在宝宝脊柱两侧自上而下轻轻拿捏 2~3 次。以宝宝感觉舒适为宜。

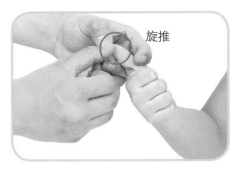

3 补脾经：补脾经能健脾和胃，补益气血。妈妈用拇指螺纹面旋推宝宝脾经 100~500 次。

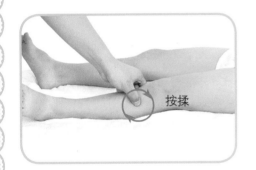

4 揉足三里：按摩足三里有健脾和胃、调中理气、导滞通络的作用。妈妈用拇指螺纹面按揉宝宝足三里 30~50 次。两侧可同时进行。

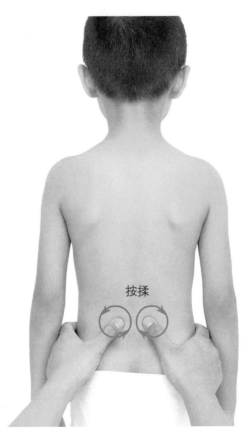

5 按揉肾俞、胃俞、肺俞：妈妈用拇指螺纹面按揉宝宝肾俞、胃俞、肺俞各 30~50 次。

脾肺和顺，呼吸才畅通

对易患感冒咳嗽的小儿

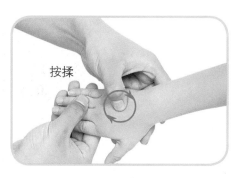

1 揉外劳宫：妈妈用一手托住宝宝四指，另一手拇指指端轻轻按揉宝宝外劳宫100~300次。

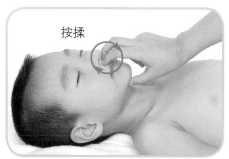

2 黄蜂入洞：用食、中两指指端在两鼻孔下缘按揉50~100次。

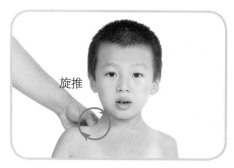

3 拿肩井：用拇指与食、中二指对称用力提拿肩井3~5次。

对常易伤食、感冒交替出现，或感冒发病前表现食欲旺盛的小儿

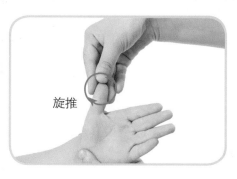

1 补脾经：补脾经能健脾和胃，补益气血。妈妈用拇指螺纹面旋推宝宝脾经100~500次。

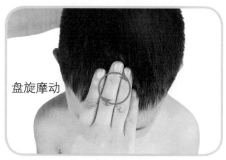

2 摩囟门：妈妈用食、中、无名指三指螺纹面在宝宝囟门上盘旋摩动3分钟，动作宜轻柔。

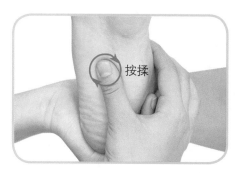

3 揉手心、足心：妈妈用拇指螺纹面按揉宝宝手心、足心各50次。动作宜轻柔。

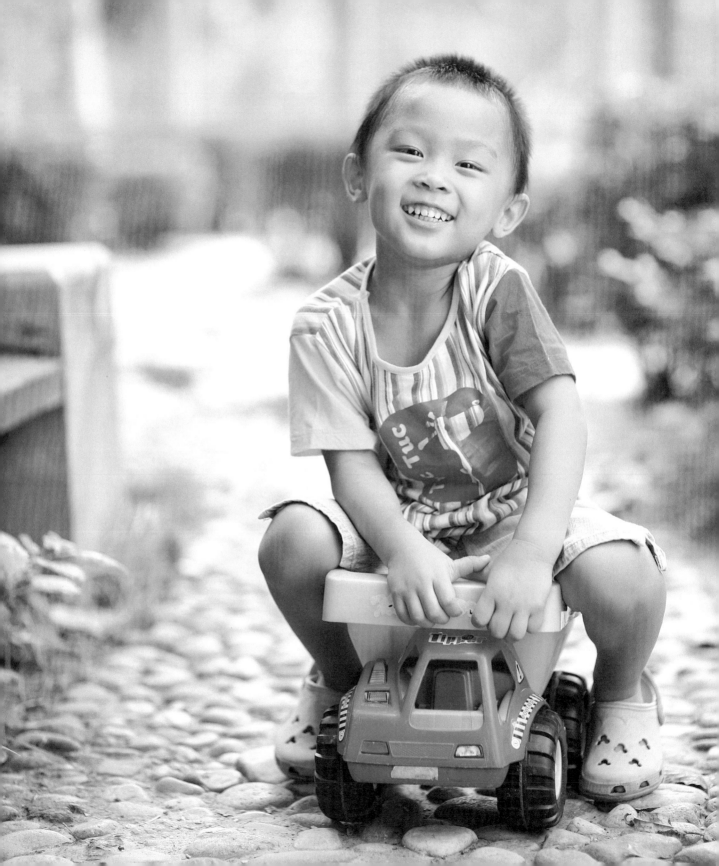

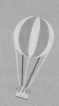

PART4
详解常用的 81 个儿童特效穴位

　　小儿按摩穴位，除可参考成人的经穴和奇穴外，尚有
一些特定穴位。这些穴位多分布在经气相对活跃的四肢
肘膝关节以下，尤其是古人所说的"小儿百脉汇于两掌"
的手掌与手背部位。这些特定穴位对于手法等外界刺激
的感觉比较敏感，故易于接受这些治疗因素并将其传递至
体内有关脏腑，从而发挥治疗和防病的作用。

　　迄今为止，小儿按摩穴位已达 200 个之多。这里，我
们仅介绍部分最常用的小儿按摩特效穴位。

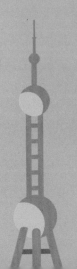
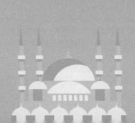
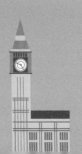
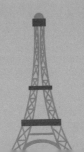
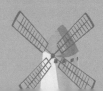

头面颈项部特效穴位

当宝宝有感冒、发烧、鼻塞、耳鸣、牙痛等头面部的疾病时，可以通过按摩头面颈项部的特效穴位来治疗，免去医院挂号、排队、打针、吃药等一系列的煎熬。像有的宝宝身体出现了一些小问题，可能自己都很难察觉，从而错过了最佳保健治疗时期。如果妈妈平时多给宝宝做些穴位按摩，不仅能起到防治疾病的作用，还有很好的保健作用。尤其对于近视的宝宝来说，如果能提早进行穴位按摩来对视力进行保健，或许就能远离近视的困扰了。

精准定位

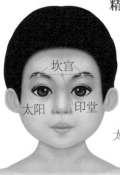

天心：即额头正中，头发的下方部位。

睛明：睛明位于目内眦旁 0.1 寸，左右各一穴。即内侧眼角稍上方，按压有凹陷处。

天门：前额部，两眉头连线中点至前发际成一直线处，也就是额头的正中线。

精准定位

坎宫：自眉心起沿着眉毛至眉梢所成的一条横线。

印堂：在头部，两眉毛内侧端中间的凹陷中。即两眉头连线的中点处。

太阳：眉梢后的凹陷中，左右各一穴。

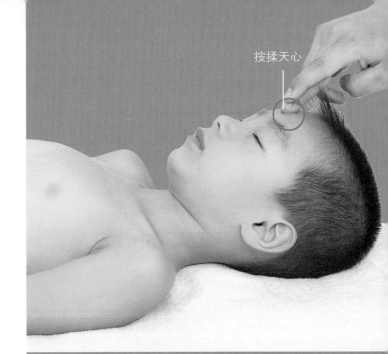

按揉天心

1. 揉天心（额中）：安神醒脑离不了

功效主治：安神醒脑，明目通窍。主治头昏、头痛、眩晕、失眠、鼻炎、鼻窦炎等。

特效按摩：用中指指端按揉天心 30~50 次，叫作揉天心。

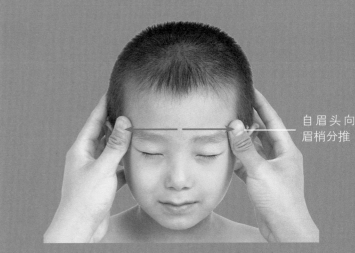

自眉头向眉梢分推

2. 推坎宫：让孩子的眼睛亮起来

功效主治：疏风解表，醒神明目。主治外感发热、头痛、目赤痛、惊风、近视、斜视等。

特效按摩：用两拇指螺纹面自眉头向眉梢分推坎宫 50 次，叫作推坎宫，也叫作分阴阳。

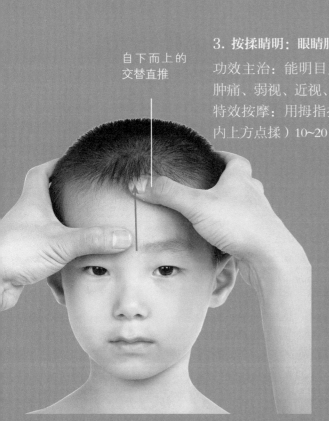

自下而上的
交替直推

3. 按揉晴明：眼睛肿痛不再来

功效主治：能明目止痛。主治头痛、目赤肿痛、弱视、近视、斜视、色盲等。

特效按摩：用拇指指端按揉晴明（向眼睛内上方点揉）10~20次，叫作按揉晴明。

向眼睛内上
方点揉

4. 开天门：精神不振的克星

功效主治：拇指自下而上的交替直推天门30~50次，叫作开天门。若用两拇指自下而上交替推至囟门，就叫作大开天门。

特效按摩：能醒脑祛风，镇惊安神。主治外感发热、头痛、感冒、精神萎靡、惊惕不安、惊风、呕吐等。

向后直推

5. 揉印堂：外感发烧好得快

功效主治：安神镇惊，明目通窍。主治感冒、头痛、惊风、抽搐、近视、斜视、鼻塞等。

特效按摩：用拇指指甲掐印堂3~5次，叫作掐印堂；用指端按揉印堂30~50次，叫作按揉印堂。

按揉

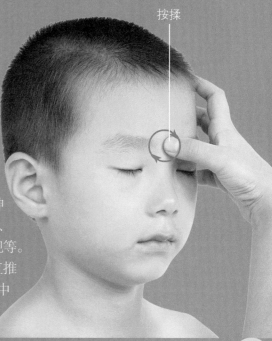

6. 运太阳：赶走感冒有神效

功效主治：能醒脑开窍，安神止痛，明目祛风。主治发热、头痛、头晕、惊风、近视、斜视等。

特效按摩：两拇指自前向后直推太阳50次，叫作推太阳。用中指指端揉太阳50次，叫作揉太阳，也叫运太阳。

精准定位

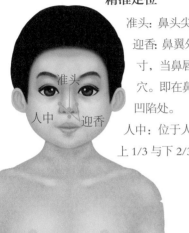

准头：鼻头尖端正中，属督脉。

迎香：鼻翼外缘中点，旁开0.5寸，当鼻唇沟中，左右各一穴。即在鼻翼两旁的鼻唇沟凹陷处。

人中：位于人中沟中，人中沟上 1/3 与下 2/3 交界处。

精准定位

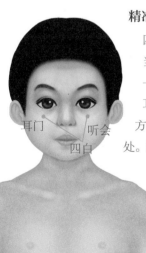

四白：目正视，瞳孔直下，当眶下孔凹陷中，左右各一穴。

耳门：在两耳屏上切迹之前方与下颌状突稍上方之凹陷处。张口取穴。

听会：两耳屏间切迹前，下颌骨髁状突的后缘，张口有孔。属足少阳胆经。

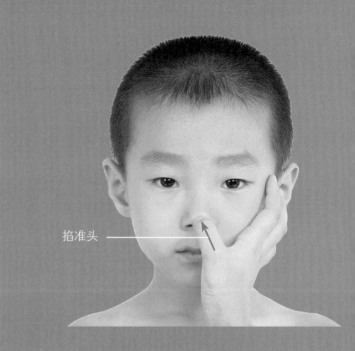

掐准头

7. 掐准头（鼻准、素髎）：帮孩子摆脱慢惊风

功效主治：解表镇惊。主治外感、慢惊风等。

特效按摩：用拇指指甲掐准头 3~5 次，叫作掐准头。

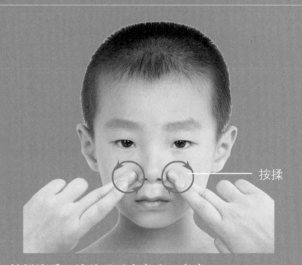

按揉

8. 按揉迎香：让孩子远离鼻炎、鼻塞

功效主治：疏风解表，通窍止痛。主治感冒、头痛、鼻塞、鼻炎、鼻出血等。

特效按摩：用中指指端按揉迎香 30~50 次，叫作按揉迎香。

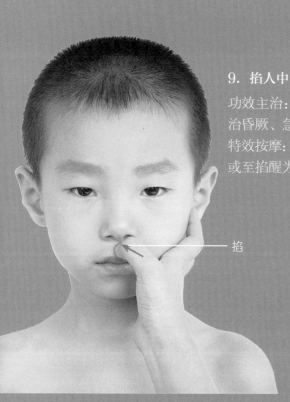

9. 掐人中：开窍止痉有特效

功效主治：镇惊安神，开窍止痉。主治昏厥、急惊风、抽搐、唇动等。

特效按摩：用拇指指甲掐人中 3~5 次，或至掐醒为止，叫作掐人中。

掐

按揉

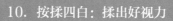

10. 按揉四白：揉出好视力

功效主治：明目止痛。主治目赤肿痛、近视、斜视、头痛等。

特效按摩：用拇指指端按揉四白 10~20 次，叫作按揉四白。

按揉

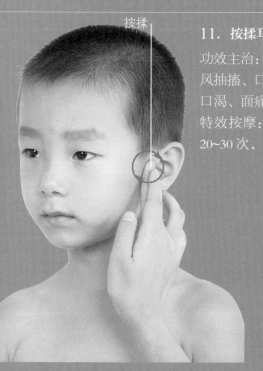

11. 按揉耳门：保护耳朵需要它

功效主治：镇惊止痛，聪耳安神。主治惊风抽搐、口眼㖞斜、耳鸣、耳聋、牙痛、口渴、面痛、烦躁等。

特效按摩：用食指或中指指端按揉耳门 20~30 次，叫作按揉耳门。

按揉

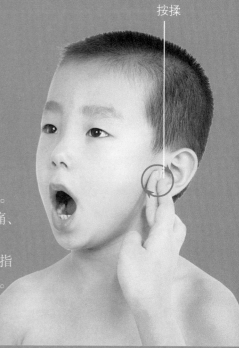

12. 按揉听会：耳部疾病不再来

功效主治：聪耳安神，通络止痛。主治耳聋、耳鸣、牙痛、口渴、面痛、烦躁等。

特效按摩：张口位，用拇指或中指指端按揉 30~50 次，称为按揉听会。

精准定位

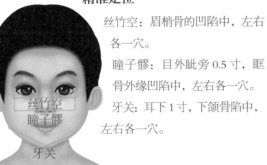

丝竹空：眉梢骨的凹陷中，左右
各一穴。

瞳子髎：目外眦旁 0.5 寸，眶
骨外缘凹陷中，左右各一穴。

牙关：耳下 1 寸，下颌骨陷中，
左右各一穴。

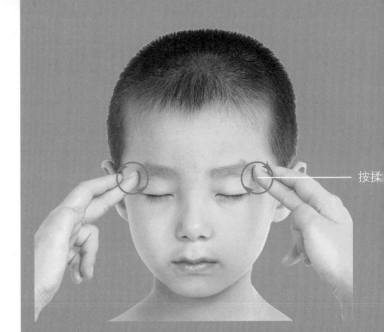

按揉

13. 按揉丝竹空：保护眼睛不近视

功效主治：明目止痛。主治头痛、目赤肿痛、近视、斜视、
牙痛等。

特效按摩：用拇指或中指指端按揉丝竹空 30~50 次，叫作
按揉丝竹空。

精准定位

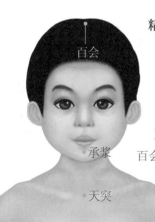

承浆：正坐仰头，颏唇沟（下
唇和下颌之间的沟）正中
按压有凹陷处。

天突：颈前区，胸骨上窝
正中，前正中线上。

百会：前发际正中直上 5 寸。
耳尖直上，头顶正中。

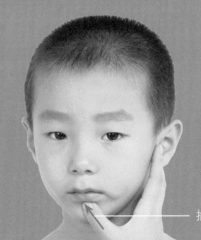

掐承浆

14. 掐承浆：让孩子不再"流口水"

功效主治：镇惊安神，止涎止痛。主治惊风抽搐、流口水、
口歪、齿龈肿痛、暴喑、癫狂等。

特效按摩：用拇指指端按揉承浆 30~50 次，叫作按揉承浆；
用拇指指甲掐承浆 5~10 次，叫作掐承浆。

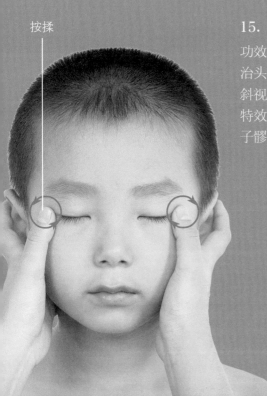

按揉

15. 按揉瞳子髎：迎风流泪这样治

功效主治：通络止痛，明目祛风。主治头痛、目赤肿痛、迎风流泪、近视、斜视等。

特效按摩：用拇指或中指指端按揉瞳子髎30~50次，叫作按揉瞳子髎。

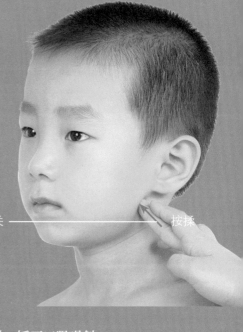

按牙关 ———— 按揉

16. 按牙关：矫正口眼㖞斜

功效主治：通关开窍。主治牙关紧闭、口眼㖞斜等。

特效按摩：用拇指指端按牙关10次左右，叫作按牙关。或以中指指端揉牙关50次左右，叫作揉牙关。

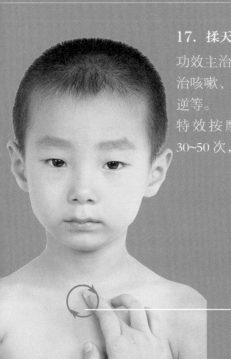

17. 揉天突：让孩子快速止咳

功效主治：宣肺利咽，定喘止呃。主治咳嗽、气喘、胸痛、咽喉肿痛、呃逆等。

特效按摩：用中指指端按揉天突30~50次，称为揉天突。

用中指指端按揉

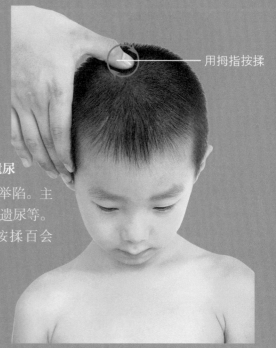

用拇指按揉

18. 按揉百会：让孩子摆脱遗尿

功效主治：镇惊安神，升阳举陷。主治头痛、脱肛、惊风、久泻、遗尿等。

特效按摩：用拇指螺纹面按揉百会100~300次，叫作按揉百会。

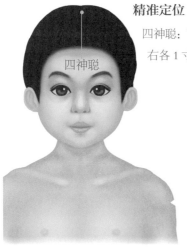

精准定位

四神聪：百会穴前、后、左、右各1寸处。

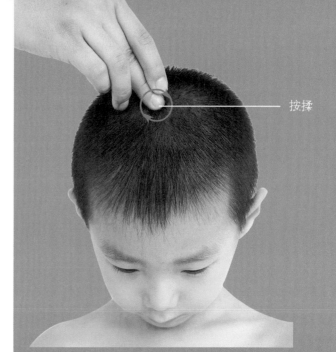

按揉

19. 按揉四神聪：给孩子好睡眠

功效主治：安神益智，明目升阳。主治头痛、失眠、弱智、脱肛、耳鸣、近视、夜啼等。

特效按摩：用拇指或中指指端按揉四神聪各30~50次，叫作按揉四神聪。

精准定位

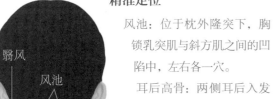

风池：位于枕外隆突下，胸锁乳突肌与斜方肌之间的凹陷中，左右各一穴。

耳后高骨：两侧耳后入发际高处。

天柱骨：颈后发际正中至大椎穴成一直线。

百劳：后发际下1寸，后正中线旁开1寸处，左右各一穴。

翳风：乳突前下方，平耳垂后下缘的凹陷中，左右各一穴。

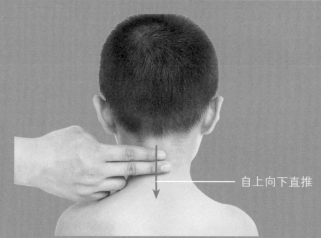

自上向下直推

20. 推天柱骨：治疗呕吐有方法

功效主治：祛风散寒，降逆止呕，镇惊利咽。主治呕恶、项强、发热、惊风、咽痛等症。

特效按摩：用拇指或食中指自上向下直推天柱骨100~500次，叫作推天柱。

用力拿捏

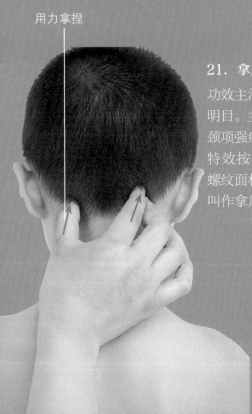

21. 拿风池：孩子感冒好得快

功效主治：祛风解表，通络止痛，明目。主治头痛、感冒、发热、颈项强痛、目眩、近视等。

特效按摩：用拇指和食、中指螺纹面相对用力拿风池 5~10 次，叫作拿风池。

推运

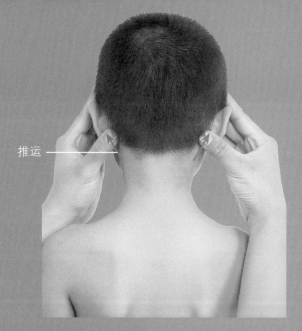

22. 推运耳后高骨：孩子头痛不用怕

功效主治：祛风解表，镇惊安神。主治感冒、发热、头痛、烦躁不安、惊风等。

特效按摩：用拇指揉耳后高骨下凹陷中 50~100 次，叫作揉耳后高骨。或用两拇指分别推运耳后高骨处 50~100 次，叫作推运耳后高骨。

23. 拿捏百劳：轻松对付小儿盗汗

功效主治：止汗宣肺，舒筋通络。主治自汗、盗汗、咳嗽、气喘、小儿肌性斜颈、颈项强痛等。

特效按摩：用拇指和食、中指螺纹面相对用力拿捏百劳 10~20 次，叫作拿百劳；用拇指指端或螺纹面按揉百劳 10~30 次，叫作按揉百劳。

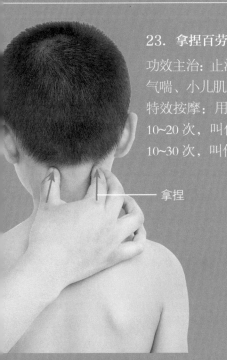

拿捏

按揉

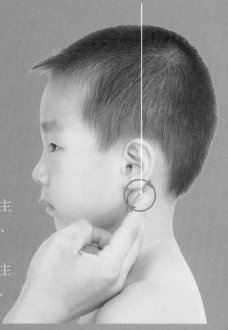

24. 按揉翳风：牙痛、耳聋它全管

功效主治：聪耳祛风，通络止痉。主治耳鸣、耳聋、口眼㖞斜、牙关紧闭、牙痛、颊肿等。

功效主治：聪耳祛风，通络止痉。主治耳鸣、耳聋、口眼㖞斜、牙关紧闭、牙痛、颊肿等。

头面颈项部经络保健按摩法

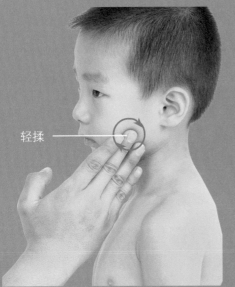

轻揉

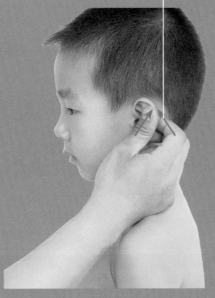

揉捏

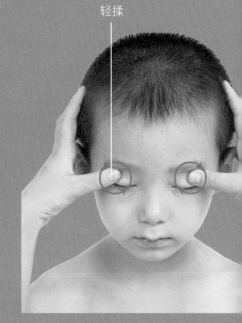

轻揉

1 揉面颊：用指腹轻揉孩子面颊。此法可以促进面部血液循环。

2 揉耳朵：食指、中指和拇指配合，三个手指一起揉捏孩子耳郭。此法可以起到全身保健的作用。

3 揉眼周：用拇指或食指轻揉眼眶。此法可改善眼部供血。

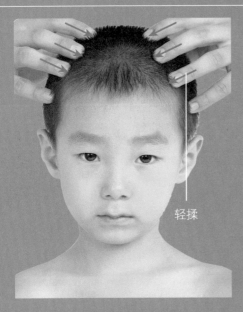

轻揉

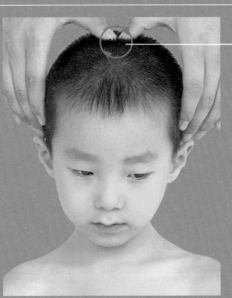

按揉

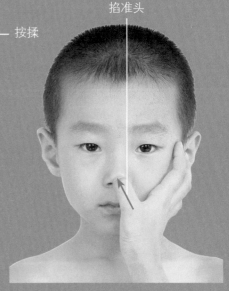

掐准头

4 轻揉头部：十指指腹用力紧贴头皮，带着发根揉动，不要发生摩擦。此法可促进大脑发育。

5 按百会：用双手拇指按揉百会穴。此法能促进身体各机能的平衡，醒脑健脑。

6 掐准头：用拇指指甲掐鼻根低洼处、鼻头尖端正中、鼻上高骨等处。此法可以疏通鼻塞，有助于感冒的好转。

胸腹部特效穴位

胸部的特效穴位主要用于呼吸系统疾病，如咳喘、痰鸣、胸闷等症；腹部中部和上部的特效穴位主要用于消化系统功能性紊乱，如消化不良、腹胀、腹泻便秘等症；腹部下部的特效穴位主要用于温煦下焦、培肾固本，治疗泌尿系统疾病如遗尿等症。有的时候，宝宝吃多了、受凉了、营养不均衡等都有可能导致胸部或腹部的不适感，可能连宝宝自己都不知道是怎么回事呢，如果妈妈能经常给宝宝揉揉小肚子，捏一捏、按一按这些特效穴位，宝宝就会吃得香、睡得稳啦。

精准定位

乳根：乳下 0.2 寸，左右各一穴。即乳头正下，第5肋间隙。

乳旁：乳外旁开 0.2 寸，左右各一穴。即乳头外侧凹陷处。

膻中：前正中线上，两乳头连线的中点处。

乳旁

乳根　　　乳根

膻中

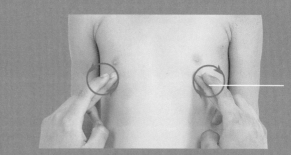

揉乳根

1. 揉乳根：解除胸闷困扰

功效主治：宽胸理气，止咳化痰，降逆止呕。主治胸闷、咳嗽、痰鸣等。

特效按摩：用中指指端揉 20~50 次，叫作揉乳根。

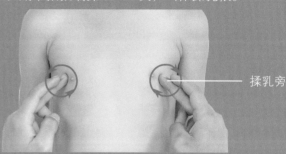

揉乳旁

2. 揉乳旁：降逆止呕最有效

功效主治：理气宽胸，化痰止咳，降逆止呕。主治胸闷、咳嗽、痰鸣、呕吐等。

特效按摩：用中指指端揉乳旁 20~50 次，叫作揉乳旁。

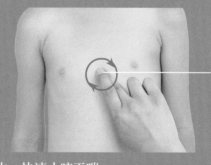

按揉膻中

3. 按揉膻中：快速止咳平喘

功效主治：理气宽胸，止咳化痰，降逆止呕。主治咳嗽、气喘、胸痛、呕吐、呃逆、伤食等。

特效按摩：用食、中二指螺纹面沿胸骨向上推 100~200 次，叫作推上膻中；若向下推 100~200 次，叫作推下膻中。用两手拇指桡侧缘自膻中向两侧分推至乳头下 100~200 次，叫作分推膻中。用中指指端按揉膻中，叫作按揉膻中。

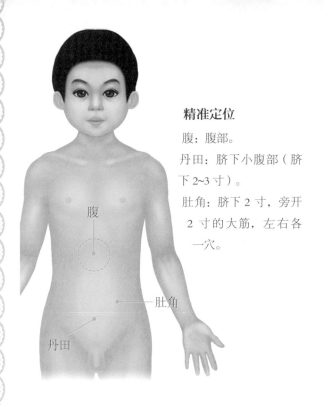

精准定位

腹：腹部。

丹田：脐下小腹部（脐下2~3寸）。

肚角：脐下2寸，旁开2寸的大筋，左右各一穴。

腹

肚角

丹田

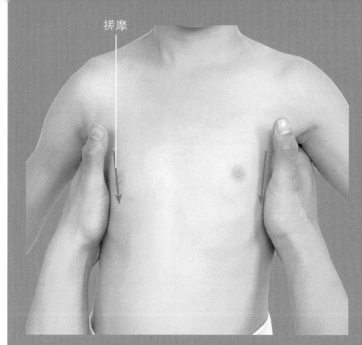

搓摩

4. 搓摩胁肋：有效顺气化痰

功效主治：顺气化痰，宽胸散积。主治胸闷、胁痛、痰喘气急、疳积、肝脾肿大等。

特效按摩：以两手掌从两胁腋下搓摩至天枢处50~100次，叫作搓摩胁肋，也叫按弦走搓摩。

精准定位

胁肋：从腋下两胁至天枢（在肚脐两旁2寸处）

中脘：脐上4寸。即在上腹部，肚脐与胸剑联合（胸部与腹部结合处）连线的中点处。

肚脐：肚脐。

胁肋

中脘

肚脐

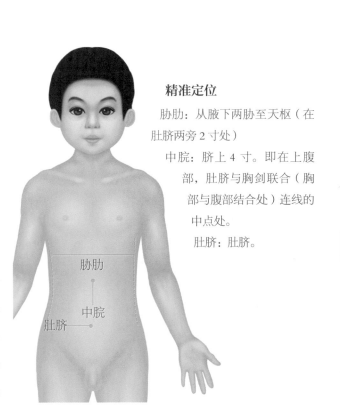

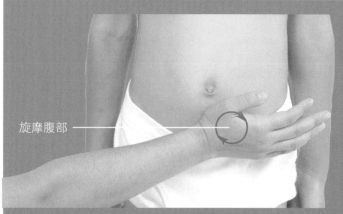

旋摩腹部

5. 摩腹：健脾助运好消化

功效主治：和胃止痛，健脾助运，降逆止呕，止泻通便。主治腹痛、腹胀、消化不良、呕吐、恶心、腹泻、便秘等。

特效按摩：沿肋弓角边缘或自中脘至脐，向两旁分推100~200次，叫作分推腹阴阳；掌或四指旋摩腹5~10分钟，叫作摩腹。

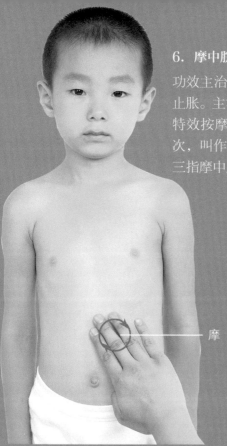

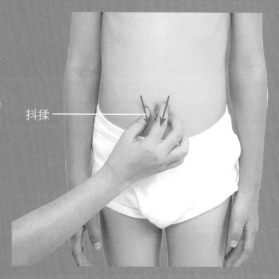

6. 摩中脘：消食止胀的良方

功效主治：健脾和胃，降逆通腑，消食止胀。主治胃痛、呕吐、吞酸、腹胀等。

特效按摩：用中指指端按揉中脘30~50次，叫作按揉中脘。用食、中、无名指三指摩中脘3~5分钟，叫作摩中脘。

抖揉

摩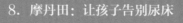

7. 揉脐：便秘、腹泻不再愁

功效主治：温阳散寒，补益气血，健脾和胃，消食导滞。主治腹胀、腹痛、腹泻、伤食、食积、疳积（营养不良）、便秘、肠鸣、呕吐等。

特效按摩：用中指端或掌根揉肚脐100~600次，或用拇指和食、中两指抓住肚脐抖揉100~200次，叫作揉脐。用指或掌摩肚脐5分钟，叫作摩脐。

8. 摩丹田：让孩子告别尿床

功效主治：培肾固本，温补下元，分清泌浊。主治腹泻、腹痛、遗尿、脱肛、疝气、尿潴留等。

特效按摩：用中指端或掌根揉丹田100~600次，叫作揉丹田。用食指、中指和无名指末节螺纹面或掌摩丹田5分钟，叫作摩丹田。

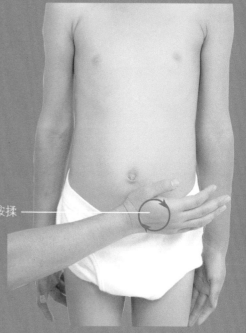

按揉

拿捏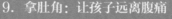

9. 拿肚角：让孩子远离腹痛

功效主治：止腹痛要穴。主治寒性腹痛、伤食腹痛、腹泻等。

特效按摩：用拇指和食、中两指相对用力拿捏肚角3~5次，叫作拿肚角。用中指端按揉肚角10~20次，叫作按肚角。

胸腹部经络保健按摩法

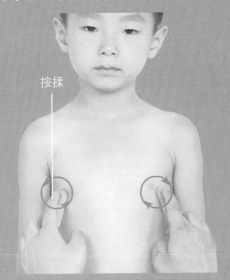

按揉

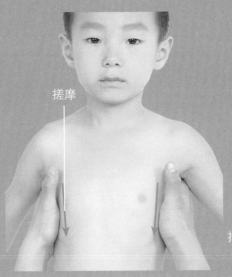

搓摩

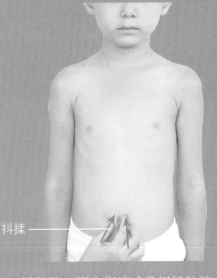

抖揉

1. 揉乳周：用中指指端揉乳房四周。此法可以起到理气宽胸、化痰止咳、降逆止呕的作用。

2. 搓摩腋下：用两手掌从两胁腋下搓摩至天枢处。此法可以起到顺气化痰、宽胸散积的作用。

3. 揉肚脐：用中指指端或掌根揉肚脐，或者用拇指和食、中两指抓住肚脐抖揉。此法可以起到温阳散寒、补益气血、健脾和胃、消食导滞的作用。

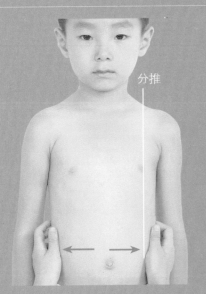

分推

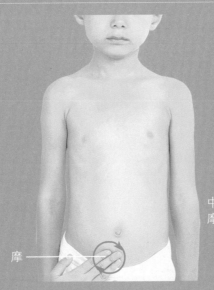

摩

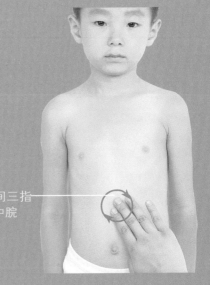

中间三指摩中脘

4. 推腹部：用手掌沿肋弓角边缘或自中脘至脐向两旁推腹部。此法可起到和胃止痛、健脾助运、降逆止呕、止泻通便的作用。

5. 摩丹田：用食指、中指和无名指指腹或掌面摩丹田。此法可以起到培肾固本、温补下元、分清泌浊的作用。

6. 摩中脘：用食指、中指、无名指三指摩中脘。此法可以起到健脾和胃、降逆通腑、消食止胀的作用。

腰背部特效穴位

　　腰背部的穴位很多，命门在哪里，怎样才能一下就找到？心俞、肝俞、脾俞、胃俞等俞穴总容易搞混，该怎么找才精准，各自又有什么功效？常常听人说给宝宝捏脊好处很多，捏脊具体该怎么捏，都有哪些功效？宝宝正处于长身体的阶段，妈妈当然希望宝宝拥有好体魄，脊柱长歪了可不好看，按摩哪些穴位能起到预防保健的作用？……相信这些都是妈妈们所关心的。本节内容将对腰背部最常用的特效穴位进行讲解，妈妈们赶快去探索吧！

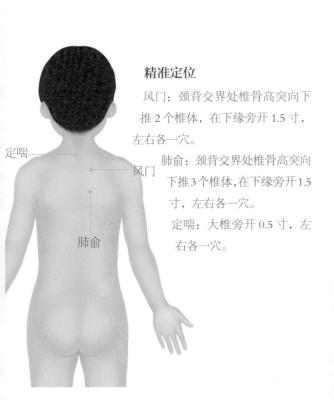

精准定位

　　风门：颈背交界处椎骨高突向下推 2 个椎体，在下缘旁开 1.5 寸，左右各一穴。

　　肺俞：颈背交界处椎骨高突向下推 3 个椎体，在下缘旁开 1.5 寸，左右各一穴。

　　定喘：大椎旁开 0.5 寸，左右各一穴。

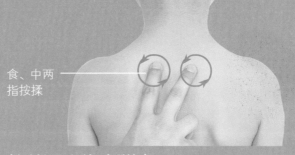

食、中两指按揉

1. 揉风门：不要气喘碍健康

功效主治：祛风散寒，宣肺止咳。主治感冒、咳嗽、气喘等。

特效按摩：用食、中两指端按揉风门 20~30 次，叫作揉风门。

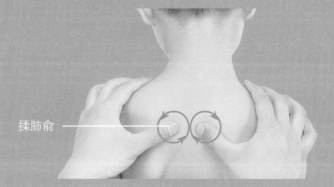

揉肺俞

2. 揉肺俞：补肺益气身体棒

功效主治：补肺益气，止咳化痰。主治咳嗽、气喘、潮热、盗汗、鼻塞、便秘等。

特效按摩：用食、中两指端按揉肺俞 50~100 次，叫作揉肺俞。两拇指分别自肩胛骨内缘从上向下推动 100~200 次，叫作推肺俞，也叫分推肩胛骨。

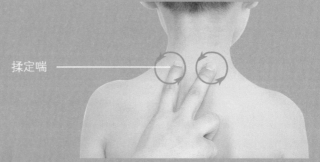

揉定喘

3. 揉定喘：定喘止咳有疗效

功效主治：肃降肺气，定喘止咳。主治哮喘、咳嗽等呼吸系统疾病。

特效按摩：用食、中两指端按揉定喘 20~30 次，叫作揉定喘。

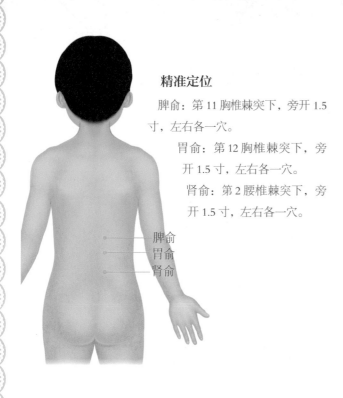

精准定位

脾俞：第11胸椎棘突下，旁开1.5寸，左右各一穴。

胃俞：第12胸椎棘突下，旁开1.5寸，左右各一穴。

肾俞：第2腰椎棘突下，旁开1.5寸，左右各一穴。

脾俞
胃俞
肾俞

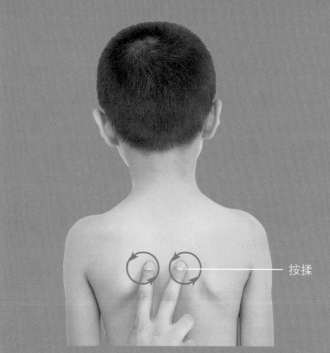

按揉

4. 揉心俞：安神益智更聪明

功效主治：补益心气，安神益智。主治胸闷、惊风、烦躁、盗汗、弱智、遗尿、脑瘫等。

特效按摩：用食、中两指端按揉心俞20~30次，叫作揉心俞。

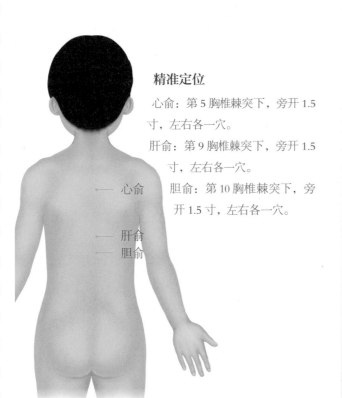

精准定位

心俞：第5胸椎棘突下，旁开1.5寸，左右各一穴。

肝俞：第9胸椎棘突下，旁开1.5寸，左右各一穴。

胆俞：第10胸椎棘突下，旁开1.5寸，左右各一穴。

心俞

肝俞
胆俞

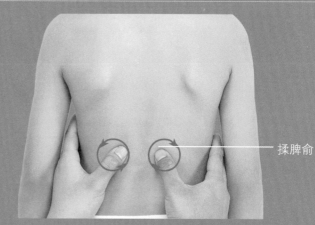

揉脾俞

5. 揉脾俞：健脾和胃助消化

功效主治：和胃止痛，健脾助运，降逆止呕，止泻通便。主治腹痛、腹胀、消化不良、呕吐、恶心、腹泻、便秘等。

特效按摩：沿肋弓角边缘或自中脘至脐，向两旁分推100~200次，叫作分推腹阴阳；掌或四指旋摩腹5~10分钟，叫作摩腹。

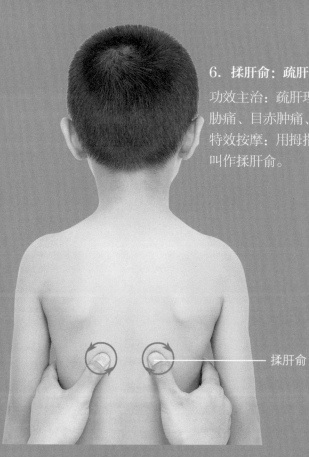

6. 揉肝俞：疏肝理气不烦躁

功效主治：疏肝理气，明目解郁。主治黄疸、胁痛、目赤肿痛、近视、烦躁、惊风等。

特效按摩：用拇指螺纹面按揉肝俞10~30次，叫作揉肝俞。

拇指螺纹面按揉

揉肝俞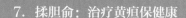

7. 揉胆俞：治疗黄疸保健康

功效主治：和胃助运，消食导滞。主治胸胁痛、胃脘痛、呕吐、腹胀、肠鸣、疳积等。

特效按摩：用拇指螺纹面按揉胃俞10~30次，叫作揉胃俞。

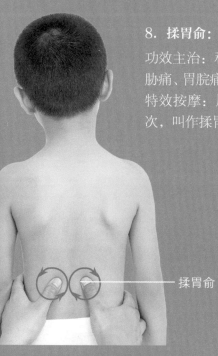

8. 揉胃俞：轻松克服肠鸣、腹胀

功效主治：和胃助运，消食导滞。主治胸胁痛、胃脘痛、呕吐、腹胀、肠鸣、疳积等。

特效按摩：用拇指螺纹面按揉胃俞10~30次，叫作揉胃俞。

揉胃俞

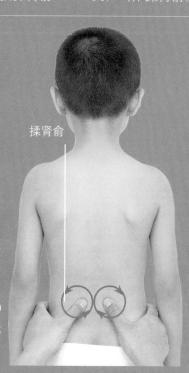

揉肾俞

9. 揉肾俞：补益肾气治遗尿

功效主治：补益肾气，强身健体。主治遗尿、腹泻、佝偻病、耳鸣、耳聋、哮喘、水肿、小儿麻痹后遗症等。

特效按摩：用拇指螺纹面按揉肾俞10~30次，叫作揉肾俞。涂上按摩乳，用小鱼际擦热两侧肾俞，叫作擦肾俞。

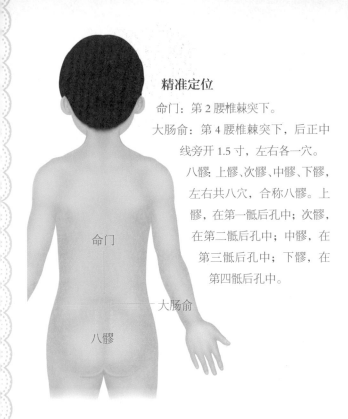

精准定位

命门：第 2 腰椎棘突下。

大肠俞：第 4 腰椎棘突下，后正中线旁开 1.5 寸，左右各一穴。

八髎：上髎、次髎、中髎、下髎，左右共八穴，合称八髎。上髎，在第一骶后孔中；次髎，在第二骶后孔中；中髎，在第三骶后孔中；下髎，在第四骶后孔中。

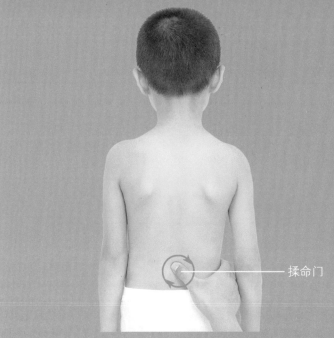

揉命门

10. 揉命门：温肾壮阳消水肿

功效主治：温肾壮阳，缩泉止遗。主治遗尿、腹泻、哮喘、水肿、腰脊强痛等。

特效按摩：用拇指螺纹面按揉命门 10~30 次，叫作揉命门。涂上按摩乳，用小鱼际擦热命门，称为擦命门。

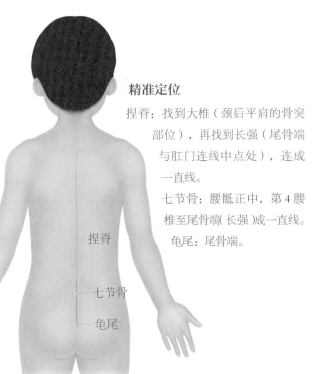

精准定位

捏脊：找到大椎（颈后平肩的骨突部位），再找到长强（尾骨端与肛门连线中点处），连成一直线。

七节骨：腰骶正中，第 4 腰椎至尾骨端（长强）成一直线。

龟尾：尾骨端。

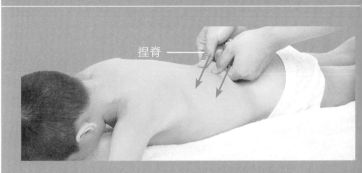

捏脊

11. 捏脊：小儿疳积不再来

功效主治：清热解表，强身健体。推脊重在清热，捏脊功擅健体。主治发热、惊风、夜啼、疳积、腹泻、呕吐、腹痛、便秘等。

特效按摩：用食、中二指面自上而下直推 100~300 次，叫作推脊；用捏法自下而上操作，叫作捏脊。捏脊一般捏 3~5 遍，每捏三下再将背脊皮提一下，称为捏三提一法。捏脊前，先在背部轻轻按摩几遍，使肌肉放松。

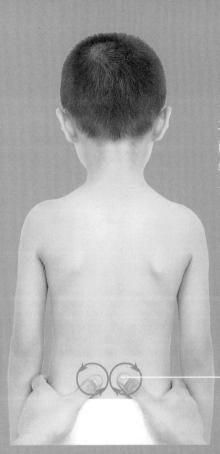

12. 揉大肠俞：肠道顺畅不便秘

功效主治： 调肠通腑，止泻通便。主治腹痛、腹胀、腹泻、便秘、痢疾等。

特效按摩： 用拇指螺纹面按揉大肠俞10~30次，叫作揉大肠俞。

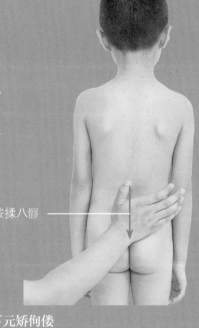

按揉八髎

按揉
10~30次

13. 擦八髎：温补下元矫佝偻

功效主治： 温补下元。主治小便不利、遗尿、腰痛、便秘、腹泻、佝偻病、小儿麻痹症后遗症等。

特效按摩： 涂上按摩乳，用小鱼际擦热八髎，叫作擦八髎。用掌根按揉八髎30~50次，叫作按揉八髎。

14. 推七节骨：便秘腹泻它都治

功效主治： 温阳止泻，泄热通便。推上七节骨止泻升阳，推下七节骨通便。主治腹泻、久痢、便秘、脱肛等。

特效按摩： 用拇指桡侧面或食、中二指面自下向上直推100~300次，叫作推上七节骨；用拇指桡侧面或食、中二指面自上向下直推100~300次，推下七节骨。

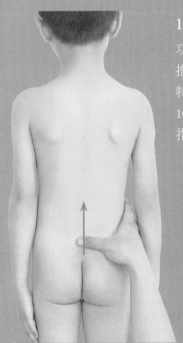

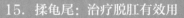

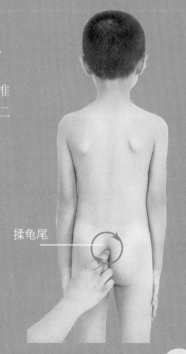

揉龟尾

15. 揉龟尾：治疗脱肛有效用

功效主治： 调肠，止泻，通便。主治腹泻、便秘、脱肛等。

特效按摩： 用拇指端或中指端揉龟尾100~300次，称揉龟尾。

腰背部经络保健按摩法

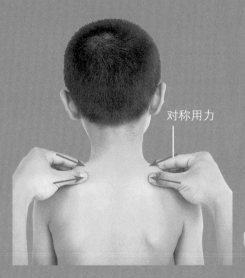

对称用力

1 拿肩井：用拇指与食、中二指对称用力提拿肩井。此法可发汗解表，行气活血。主治感冒、惊厥、上肢活动不利等。

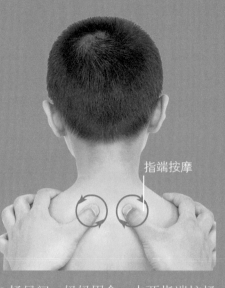

指端按摩

2 揉风门：妈妈用食、中两指端按揉宝宝风门。此法可祛风散寒，宣肺止咳。

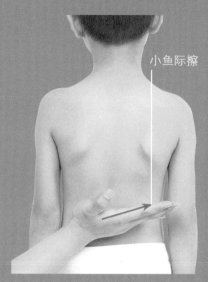

小鱼际擦

3 擦命门：涂上按摩乳，用小鱼际擦热命门。此法可温肾壮阳、缩尿止遗。

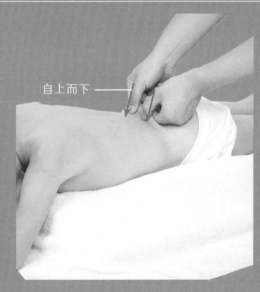

自上而下

4 捏脊：用食、中二指面自上而下直推大椎至长强一线。此法可清热解表、强身健体。推脊重在清热，捏脊功擅健体。

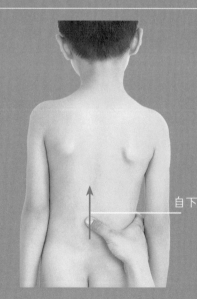

自下而上

5 推七节骨：用拇指桡侧面或食、中二指面推七节骨（第 4 腰椎至尾骨端），可自下向上直推，也可自上至下直推。此法可温阳止泻，泄热通便。

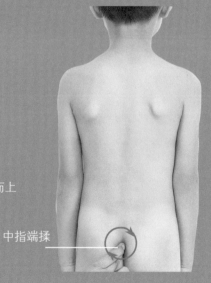

中指端揉

6 揉龟尾：用拇指端或中指端揉龟尾。此法有调肠、止泻、通便的功效。

上肢部特效穴位

有一种说法是"小儿百脉汇于两掌"，是因为小儿身上的特效穴位大多集中分布在上肢部，特别是双手。而小儿推拿学就是从简单的搓搓手发展而来的医学学科，如果妈妈经常揉揉搓搓宝宝的小手，无异于为宝宝做了手部的按摩，可以触及并刺激到手部的特效穴位，这些穴位均有良好的保健作用，能够预防和治疗小儿疾病。除此之外，握着宝宝的小手轻轻揉搓，还能促进亲子情感交流，让宝宝感受到妈妈的关爱，身体和心理都健康。

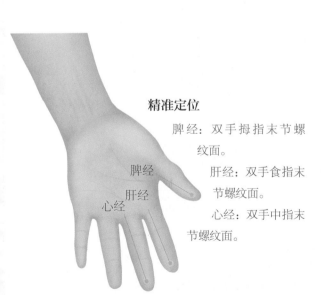

精准定位

脾经：双手拇指末节螺纹面。

肝经：双手食指末节螺纹面。

心经：双手中指末节螺纹面。

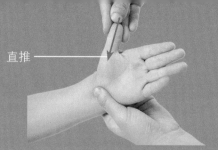

直推

1. 推脾经：健脾利胃吃饭香

功效主治：补脾经能健脾和胃，补益气血；清脾经能清热利湿，化痰止呕。主治腹泻、便秘、痢疾、食欲不振、黄疸等。

特效按摩：用拇指螺纹面旋推脾经100~500次，叫作补脾经；由指端向指根方向直推脾经100~300次，叫作清脾经。补脾经和清脾经，合称推脾经。

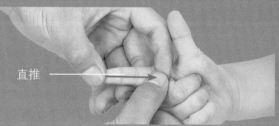

直推

2. 推肝经：烦躁不安平复快

功效主治：平肝泻火，熄风镇惊，解郁除烦。肝经宜清不宜补，若肝虚应补时则需补后加清，或以补肾经代之，称为滋肾养肝法。主治烦躁不安、惊风、目赤、五心烦热、口苦、咽干等。

特效按摩：用拇指螺纹面旋推肝经50~100次，叫作补肝经；向指根方向直推肝经100~500次，叫作清肝经。补肝经和清肝经，合称推肝经。

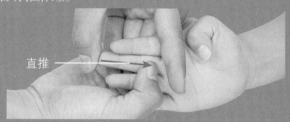

直推

3. 推心经：口舌生疮好得快

功效主治：清热泻火。主治高热神昏、五心烦热、口舌生疮、小便赤涩、心血不足、惊悸不安等。

特效按摩：用拇指螺纹面旋推心经50~100次，叫作补心经；向指根方向直推心经100~300次，叫作清心经。补心经和清心经，合称推心经。

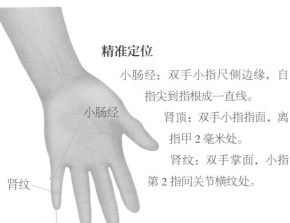

精准定位

肺经：双手无名指末节螺纹面。

肾经：双手小指末节螺纹面。

大肠经：双手食指桡侧缘，自食指尖至虎口成一直线。

精准定位

小肠经：双手小指尺侧边缘，自指尖到指根成一直线。

肾顶：双手小指指面，离指甲2毫米处。

肾纹：双手掌面，小指第2指间关节横纹处。

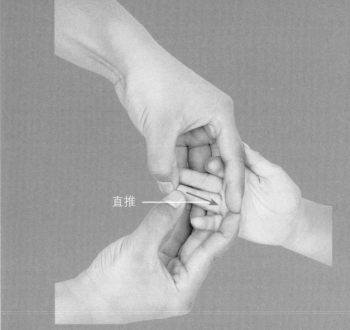

直推

4. 推肺经：宣肺清热治感冒

功效主治：补益肺气，宣肺清热，疏风解表，化痰止咳。主治感冒、发热、咳嗽、胸闷、气喘、虚汗、脱肛等。

特效按摩：用拇指螺纹面旋推肺经100~500次，叫作补肺经；向指根方向直推肺经100~300次，叫作清肺经。补肺经和清肺经，合称推肺经。

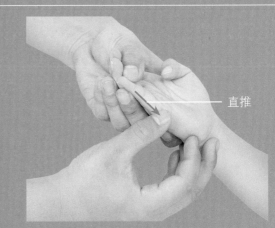

直推

5. 推小肠：利尿通淋治遗尿

功效主治：清小肠能清下焦湿热，利尿通淋；补小肠能温阳散寒。主治小便赤涩、水泻、遗尿、尿潴留等。

特效按摩：从小指尖直推向小指根100~300次，叫作补小肠；从小指根直推向小指尖100~300次，叫作清小肠。补小肠和清小肠，合称推小肠。

6. 推肾经：久病体虚补元气

功效主治：补肾经能补肾益脑，温补下元；清肾经能清利下焦湿热。临床上肾经一般多用补法，需用清法时，也多以清小肠代替。主治先天不足、久病体虚、肾虚腹泻、遗尿、虚喘、膀胱蕴热、小便淋沥刺痛等。

特效按摩：用拇指螺纹面旋推肾经100~600 次，叫作补肾经；向指根方向直推肾经 50~100 次，叫作清肾经。补肾经和清肾经，合称推肾经。

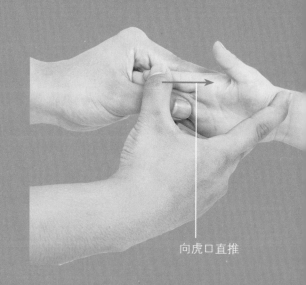

向虎口直推

旋推

7. 推大肠：肠道疾病不再来

功效主治：补大肠能温中止泻，涩肠固脱；清大肠能清利湿热，通腑导滞。主治腹泻、脱肛、痢疾、便秘等。

特效按摩：从食指尖直推向虎口 100~300 次，叫作补大肠；从虎口直推向食指尖 100~300 次，称清大肠。补大肠和清大肠，合称推大肠。

8. 揉肾顶：帮助止汗固元气

功效主治：收敛元气，固表止汗。主治自汗、盗汗、解颅（囟门闭合延迟）等。

特效按摩：以中指或拇指端按揉肾顶 100~500 次，叫作揉肾顶。

按揉

按揉

9. 揉肾纹：化瘀解毒少生疮

功效主治：祛风明目，化瘀散结。主治目赤、鹅口疮、热毒内陷等。

特效按摩：中指或拇指端按揉肾纹 100~500 次，叫作揉肾纹。

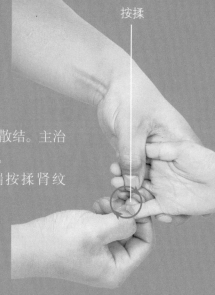

精准定位

四横纹：双手掌面食、中、无名、小指近端指间关节横纹处。

胃经：双手拇指掌面近掌端第1节。

板门：双手手掌大鱼际平面，即在拇指下方，手掌肌肉隆起的地方。

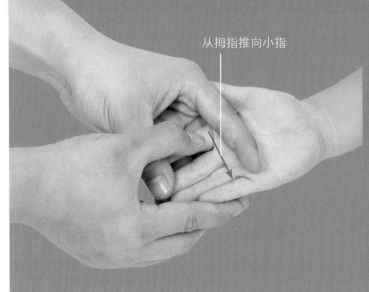

从拇指推向小指

10. 推四横纹：预防口唇破裂的好方法

功效主治：退热除烦，健脾和胃，消食导滞，行气除胀。主治疳积、腹胀、腹痛、气血不和、消化不良、惊风、气喘、口唇破裂等。

特效按摩：用拇指指甲掐揉四横纹各3~5次，叫作掐四横纹；小儿四指并拢，用拇指螺纹面从食指横纹推向小指横纹100~300次，叫作推四横纹。

精准定位

内劳宫：自然握拳，中指指尖贴着的位置，即掌心中央凹陷处。

小天心：双手大小鱼际交接处凹陷中。

总筋：在大陵穴处，腕横纹中央，两筋之间。

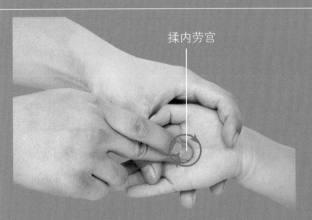

揉内劳宫

11. 运内劳宫：消除齿龈糜烂有效果

功效主治：清热除烦，善清心、肾两经的虚热。主治发热、烦渴、口疮、齿龈糜烂、虚烦内热等。

特效按摩：用中指端揉内劳宫100~300次，叫作揉内劳宫；自小指根起，经掌小横纹、小天心至内劳宫掐运10~30次，叫作运内劳宫，也叫水底捞明月。

12. 推胃经: 和胃降逆泻胃火

功效主治: 清胃经, 清中焦湿热, 和胃降逆, 泻胃火, 除烦止渴; 补胃经健脾助运。主治呕恶嗳气、烦渴善饥等。

特效按摩: 用拇指螺纹面向指根方向直推胃经 100~300 次, 叫作补胃经; 用拇指螺纹面向指尖方向直推胃经 100~300 次, 叫作清胃经。补胃经和清胃经, 合称推胃经。

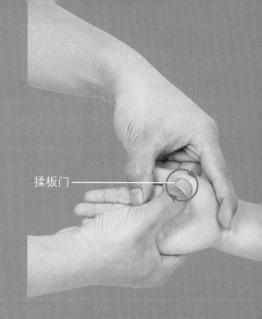

揉板门

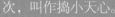

推胃经

13. 揉板门: 消食化积

功效主治: 健脾和胃, 消食化滞。板门推向横纹调肠止泻, 横纹推向板门降逆止呕。主治食积、腹胀、食欲不振、疳积、呕吐、腹泻、气喘、嗳气等。

特效按摩: 用指端揉板门 100~300 次, 叫作揉板门, 也叫运板门。用推法自指根推向腕横纹 100~300 次, 叫作板门推向横纹; 用推法自腕横纹推向大指根部 100~300 次, 叫作横纹推向板门。

14. 揉小天心: 疹痘欲出不透需要揉

功效主治: 清热镇惊, 安神明目, 利尿通淋。主治惊风、抽搐、烦躁不安、夜啼、小便赤涩、斜视、目赤痛、疹痘欲出不透。

特效按摩: 中指端揉小天心 100~300 次, 叫作揉小天心; 用拇指指甲掐小天心 5~20 次, 叫作掐小天心; 以中指尖或屈曲的指间关节捣小天心 5~20 次, 叫作捣小天心。

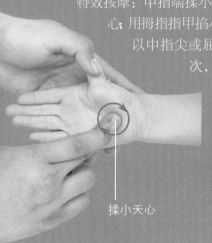

揉小天心

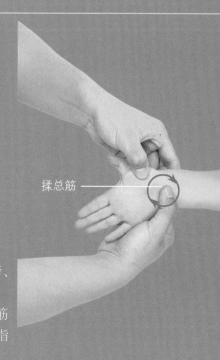

揉总筋

15. 揉总筋: 治疗夜啼睡眠好

功效主治: 清心泻火, 散结止痉, 通调气机。主治惊风、抽搐、夜啼、口舌生疮、潮热、牙痛等。

特效按摩: 用拇指按揉总筋 100~300 次, 叫作揉总筋; 用拇指甲掐总筋 3~5 次, 叫作掐总筋。

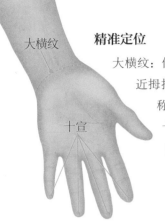

精准定位

大横纹：仰掌，双手掌后横纹。近拇指端称阳池，近小指端称阴池。

十宣：十指尖指甲内赤白肉际处。

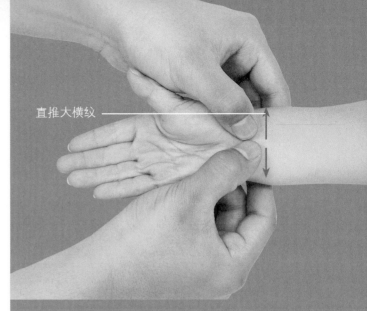

直推大横纹

16. 推大横纹：小儿食积不用慌

功效主治：平衡阴阳，调和气血，消食导滞，化痰散结。主治寒热往来、腹泻、腹胀、痢疾、呕吐、食积、烦躁不安、痰涎壅盛。

特效按摩：两拇指自掌后横纹中（总筋）向两旁分推大横纹 30~50 次，叫作分推大横纹，又叫分阴阳；自两旁（阴池、阳池）向总筋合推大横纹 30~50 次，叫作合阴阳。

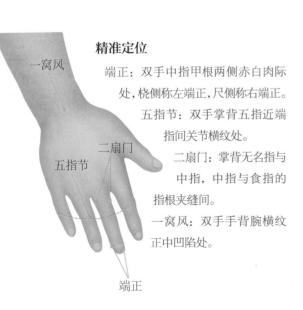

精准定位

端正：双手中指甲根两侧赤白肉际处，桡侧称左端正，尺侧称右端正。

五指节：双手掌背五指近端指间关节横纹处。

二扇门：掌背无名指与中指，中指与食指的指根夹缝间。

一窝风：双手手背腕横纹正中凹陷处。

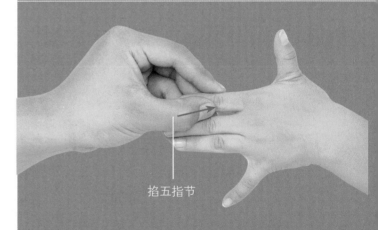

掐五指节

17. 掐五指节：孩子惊惕不安掐五指

功效主治：安神镇惊，祛风化痰。主治惊风、吐涎、惊惕不安、风痰咳嗽等。

特效按摩：用拇指指甲掐五指节各 3~5 次，叫作掐五指节；用拇、食指揉搓五指节各 30~50 次，叫作揉五指节。

18. 掐十宣：急救穴位治昏厥

功效主治：清热，醒神，开窍。主要用于急救。主治惊风、高热、昏厥等。

特效按摩：用拇指指甲掐十宣各 5~10 次，或掐至醒，叫作掐十宣。

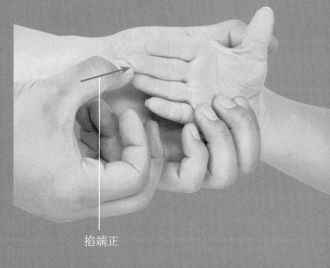

掐端正

掐十宣

19. 掐端正：鼻子出血这样止

功效主治：安神镇惊。左端正降逆止呕，右端正升阳举陷。主治鼻出血、惊风、呕吐、腹泻、痢疾等。

特效按摩：用拇指甲掐端正 5 次，叫作掐端正；用拇指螺纹面按揉端正 30~50 次，叫作揉端正。

20. 掐揉二扇门：孩子身热无汗就用它

功效主治：发汗透表，退热平喘。主治惊风抽搐、身热无汗等。

按揉   特效按摩：用拇指指端掐揉二扇门 100~500 次，叫作掐揉二扇门。

21. 按揉一窝风：改善孩子关节痹痛

功效主治：温中止痛，行气通络。主治一切腹痛、关节痹痛、伤风感冒、急慢惊风等。

特效按摩：用拇指指端按揉一窝风 100~300 次，叫作按揉一窝风。

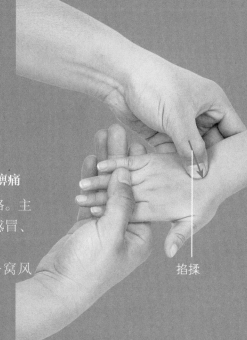

掐揉

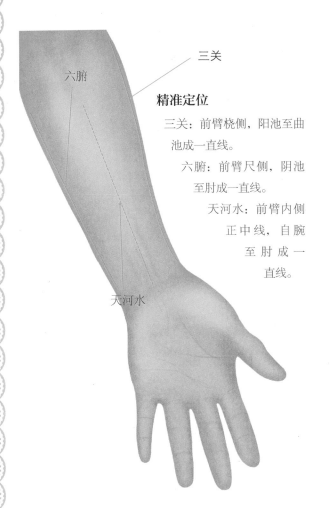

六腑

三关

精准定位

三关：前臂桡侧，阳池至曲池成一直线。

六腑：前臂尺侧，阴池至肘成一直线。

天河水：前臂内侧正中线，自腕至肘成一直线。

天河水

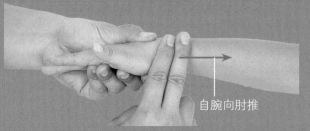

自腕向肘推

22. 推三关：虚寒病症都找它

功效主治：补气行气，温阳散寒，发汗解表。主治气血虚弱、腹痛、腹泻、斑疹、疹出不透等一切虚寒病症。

特效按摩：用拇指桡侧面或食、中指面自腕向肘推三关100~300次，叫作推三关。

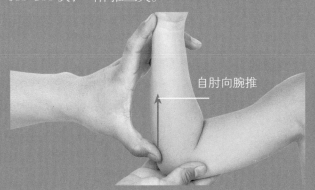

自肘向腕推

23. 退六腑：清热解毒来找它

功效主治：清热，凉血，解毒。主治一切实热病症。

特效按摩：用拇指螺纹面自肘向腕推六腑100~300次，叫作退六腑，也叫推六腑。

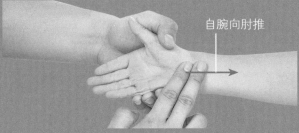

自腕向肘推

24. 清天河水：热性病症全都管

功效主治：清热解表，泻火除烦。清热而不伤阴。打马过天河清热力大，多用于高热、实热等症。主治一切热性病症。

特效按摩：用食、中二指面自腕向肘推天河水100~300次，叫作清天河水；用食、中二指沾水自总筋处，一起一落弹打如弹琴状，边打边吹凉气随之，直至曲泽，操作100次左右，叫作打马过天河。

上肢部经络保健按摩法

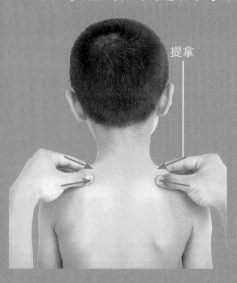

提拿

1 拿肩井：用拇指与食、中二指对称用力提拿肩井。此法可发汗解表，行气活血。主治感冒、惊厥、上肢活动不利等。

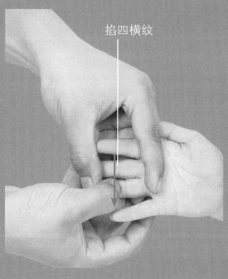

掐四横纹

2 掐四横纹：用拇指指甲掐揉掌面食、中、无名、小指近端指间关节横纹处。此法可退热除烦，健脾和胃，消食导滞，行气除胀。

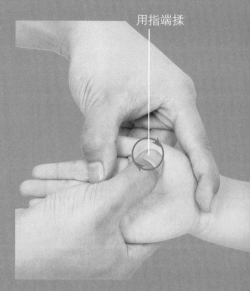

用指端揉

3 揉板门：用指端揉手掌大鱼际平面叫作揉板门，也可用推法自指根向腕横纹推或者自腕横纹向大指根部推。此法可健脾和胃，消食化滞。

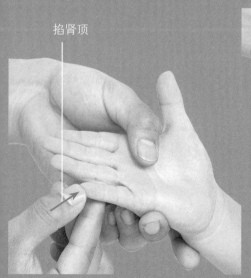

掐肾顶

4 掐肾顶：用中指或拇指端掐小指顶端。此法可收敛元气，固表止汗。

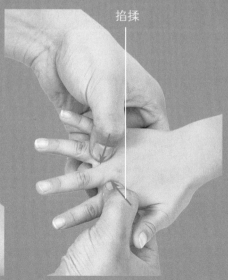

掐揉

5 掐揉二扇门：用拇指指端掐揉掌背中指根本节两侧凹陷处。此法可发汗透表，退热平喘。

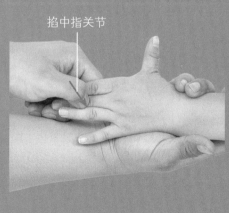

掐中指关节

6 掐五指节：用拇指指甲掐掌背五指近端指间关节。此法可安神镇惊，祛风化痰。

下肢部特效穴位

　　宝宝下肢部有很多穴位，其中很多为特效穴位。对于生长发育中的宝宝来说，一般都活泼爱动，时常给宝宝做做腿部和脚步的按摩，可以起到缓解疲劳，疏通经络，促进血液循环的作用，同时也能达到强身健体的目的。有些病症如下肢麻木、下肢痹痛、四指抽搐等四肢疾病，或者其他如腹泻、便秘、咳嗽气喘等病症，也可以通过按摩下肢部的特效穴位来治疗。妈妈们如果知道这些特效穴位的功效和按摩方法，就可以随时随地给宝宝对应按摩，以达到防病治病的效果。

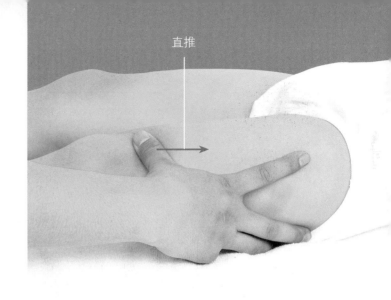

直推

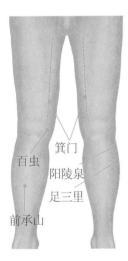

百虫
箕门
阳陵泉
足三里
前承山

精准定位

箕门：双腿大腿内侧，膝盖上缘至腹股沟成一直线。

百虫：髌骨内上缘约 2.5 寸处，即双膝上内侧肌肉丰厚处。

足三里：外膝眼下 3 寸，胫骨前嵴外 1 横指处，左右各一穴。

阳陵泉：腓骨小头前下方，胫腓关节处凹陷中。

前承山：前腿胫骨旁，与后承山相对处，左右各一穴。

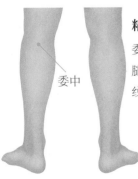

委中

精准定位

委中：位于膝后腘（膝盖后面，腿弯曲时形成窝儿的地方）横纹中点处。

1. 推箕门：改善小便不利

功效主治：利尿通淋。主治小便赤涩不利、尿闭、水泻等。
特效按摩：用拇、食指自膝盖内上边缘至腹股沟部直推100~300 次，叫作推箕门。

2. 按揉阳陵泉：快速解除胸胁疼痛

功效主治：清热利湿，舒筋通络。主治胸胁疼痛、口苦、下肢麻木、脑瘫等。
特效按摩：用拇指螺纹面按揉阳陵泉30~50 次，叫作按揉阳陵泉。

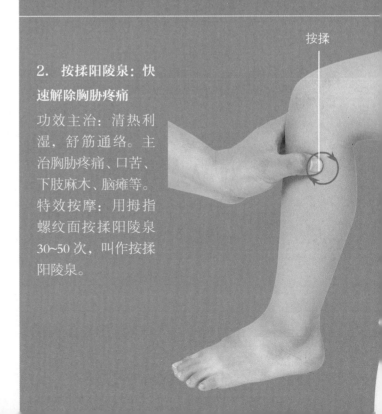

按揉

3. 拿百虫：消除下肢痿软无力

功效主治：疏经通络，镇惊止痉。主治四肢抽搐，下肢痿软无力等。

特效按摩：以拇指螺纹面与食、中两指螺纹面相对用力拿百虫 5~10 次，叫作拿百虫；以拇指末节螺纹面按揉百虫 20~30 次，叫作按百虫。

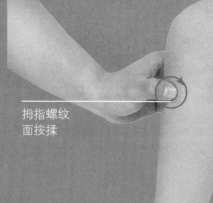

拇指螺纹
面按揉

拇指末节螺
纹面拿捏

4. 按揉足三里：健脾和胃吃饭香

功效主治：健脾和胃，调中理气，导滞通络。主治腹胀、腹痛、便秘、腹泻等。

特效按摩：用拇指螺纹面按揉足三里 3~50 次，叫作按揉足三里。

5. 按揉委中：有效改善小儿脑瘫

功效主治：镇惊止痉，疏经通络，清热。主治惊风、脑瘫、下肢痿痹等。

特效按摩：用拇指螺纹面按揉委中 30~50 次，叫作按揉委中。

拇指螺纹
面按揉

按揉前承山

6. 按揉前承山：治疗小儿惊风效果好

功效主治：镇惊止痉。主治惊风、下肢抽搐等。

特效按摩：用拇指螺纹面按揉前承山 30~50 次，叫作按揉前承山。用拇指指甲掐前承山 5 次，叫作掐前承山。

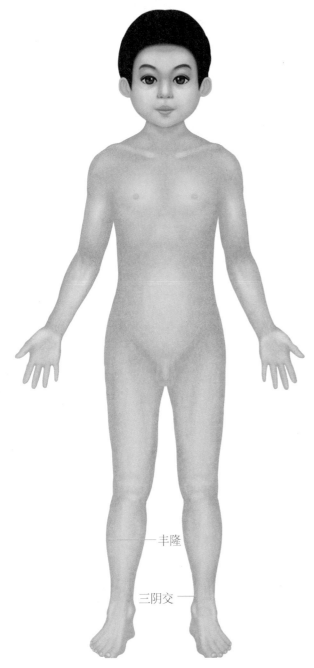

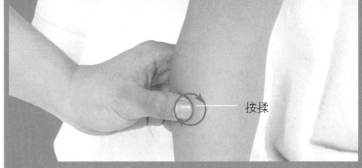

按揉

7. 按揉丰隆：化痰除湿不咳嗽

功效主治：和胃消胀，化痰除湿。主治腹胀、咳嗽、痰多、气喘等。

特效按摩：用拇指端按揉丰隆 30~50 次，叫作按揉丰隆。

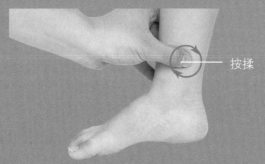

按揉

8. 按揉三阴交：活血通络治疼痛

功效主治：活血通络，清利湿热，利尿通淋，健脾助运。主治遗尿、尿潴留、小便频数涩痛不利、下肢痹痛、惊风、消化不良等。

特效按摩：用拇指或食指指端按揉三阴交 100~200 次，叫作按揉三阴交。

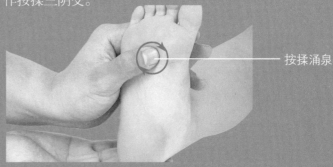

按揉涌泉

9. 按揉涌泉：摆脱呕吐腹泻有良方

功效主治：引火归元，退热除烦，止吐止泻。主治惊风、发热、呕吐、腹泻、目赤肿痛等。

特效按摩：用拇指螺纹面按揉涌泉 30~50 次，叫作按揉涌泉。用小鱼际擦涌泉至热，叫作擦涌泉。

丰隆

三阴交

精准定位

丰隆：膝下 8 寸，胫骨前嵴外 1 寸，左右各一穴。

三阴交：双足内踝上 3 寸、胫骨后缘处。

涌泉：在足底，屈足卷趾时足心最凹陷处。即双足掌心前 1/3 与后 2/3 的交界处。

下肢部经络保健按摩法

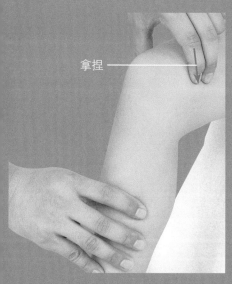

拿捏

1 拿百虫：用拇指指腹与食、中两指指腹相对用力拿捏膝上内侧肌肉丰厚处。此法有疏经通络，镇惊止痉的功效。

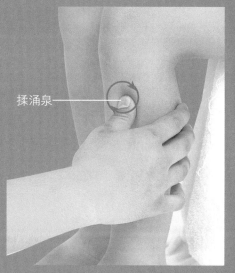

揉涌泉

2 按揉足三里：用拇指指腹按揉外膝眼下 3 寸，胫骨前肌嵴外 1 横指处。此法有健脾和胃、调中理气、导滞通络的功效。

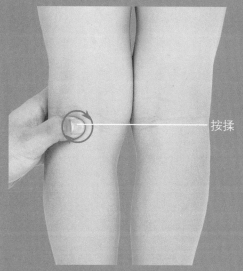

按揉

3 按揉委中：用拇指指腹按揉膝后腘横纹中点处。此法有镇惊止痉、疏经通络、清热的功效。

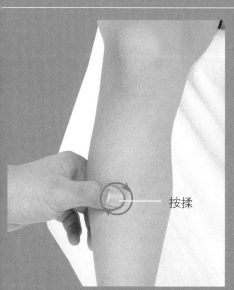

按揉

4 按揉前承山：用拇指指腹按揉前腿胫骨旁，与后承山相对处。此法有镇惊止痉的功效。

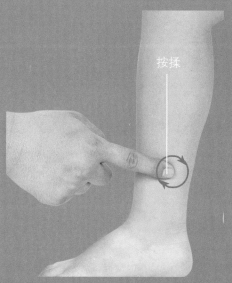

按揉

5 按揉三阴交：妈妈用拇指或食指端按揉宝宝内踝上 3 寸处。此法有活血通络、清利湿热、利尿通淋、健脾助运的功效。

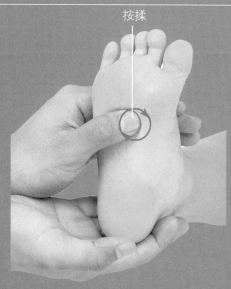

按揉

6 揉涌泉：用拇指指腹按揉涌泉，也可用小鱼际擦涌泉至热。此法有退热除烦、止吐止泻的功效。

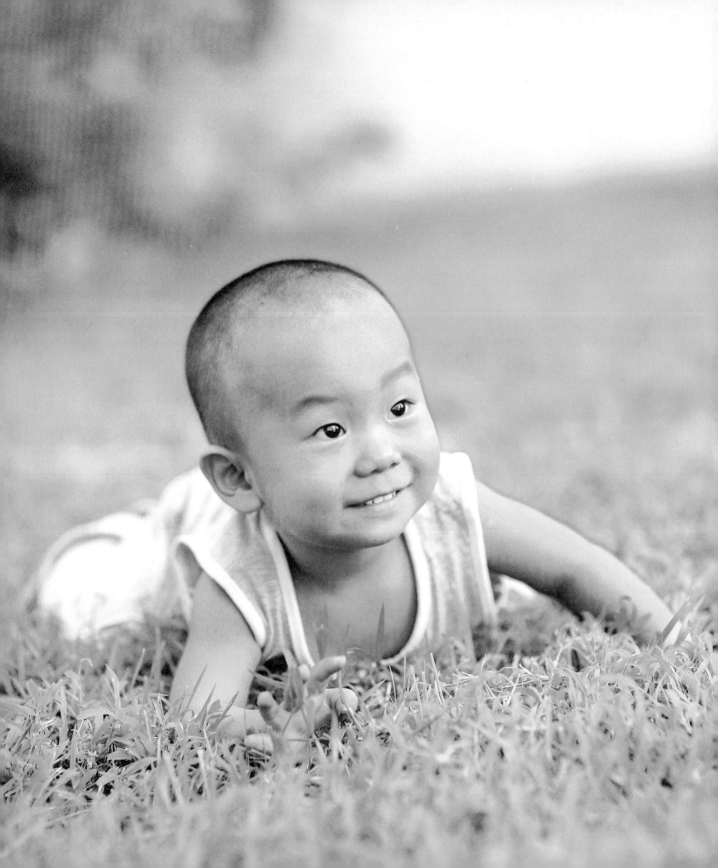

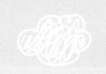

PART 5

小儿四季保健经络按摩法

一年四季的气候各有特点，春暖、夏热、秋燥、冬寒，这是自然界的规律。同样，人的身体也遵循着自然界的这种规律，即"春养肝，夏养心，秋养肺，冬养肾"。人体只有顺应了这一规律才能健康，反之，则会生病。

如果妈妈平时就给宝宝做一些对应四季变化的按摩，就可以有效地改善宝宝的体质，增强抵抗力；同时，还可以配合四季的变化，调整饮食结构，在营养均衡的基础上有所侧重。这样双管齐下，一定可以让宝宝远离病痛的折磨，拥有健康的身体。

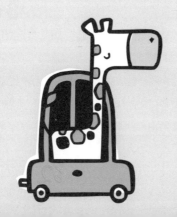

春季以养肝为主

按摩法

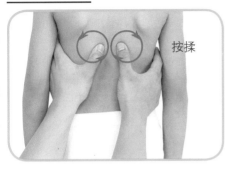

按揉

1 揉肝俞

定位及作用：肝俞位于第 9 胸椎棘突下，(督脉) 旁开 1.5 寸处，是肝脏在背部的反应点，刺激此穴有利于肝脏疾病的防治。

特效按摩法：用拇指螺纹面按揉肝俞 10~30 次。

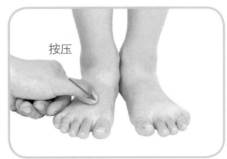

按压

2 按压太冲

定位及作用：太冲位于足背部当第一跖骨间隙的后方凹陷处，是肝经的原穴，肝脏所表现的个性和功能在此穴都可体现。

特效按摩法：用拇指指尖慢慢垂直按压太冲 10~20 次。

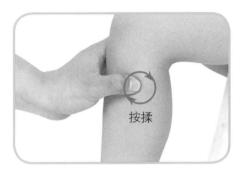

按揉

3 按揉阳陵泉

定位及作用：阳陵泉位于小腿外侧，腓骨头前下方凹陷处，可治疗胆腑病症，是治疗脂肪肝的要穴之一。

特效按摩法：用拇指螺纹面按揉阳陵泉 30~50 次。

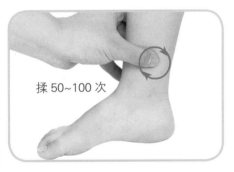

揉 50~100 次

4 按揉三阴交

定位及作用：三阴交位于小腿内侧，足内踝尖上 3 寸，胫骨后缘处，具有健脾益血、调肝补肾的作用。

特效按摩法：用拇指或食指指端按揉三阴交 50~100 次。

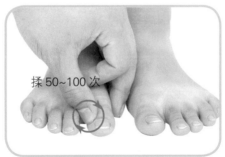

揉 50~100 次

5 揉大敦

定位及作用：大敦位于大脚趾靠第 2 趾一侧的甲根边缘约 2 毫米处，具有调补肝肾作用。

特效按摩法：用拇指螺纹面揉大敦（足大趾甲根部外侧）50~100 次。

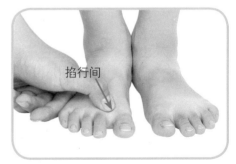

掐行间

6 掐行间

定位及作用：行间穴位于第 1、第 2 趾间，趾蹼缘的后方赤白肉际处，可调理肝气。

特效按摩法：用拇指指尖掐行间 5~10 次。

饮食方

传统医学养生"四季侧重"的原则认为，春季补五脏应以养肝为先。这是因为春季为肝气旺之时，肝气旺则会影响到脾，所以春季容易出现脾胃欠佳的状况；如果不注意合理饮食，可能会导致各类因肝引起的疾病。

春季养肝，在饮食上需注意以下几点：

第一，应适当吃些温补阳气的食物，如：葱、姜、蒜、韭菜等；脾胃不好的孩子应少吃性寒的食物，如：黄瓜、茭白、莲藕等。

第二，适当多吃护肝的食物，如：大枣、山药、枸杞子等，以健脾胃之气。同时，要注意少吃酸味食品，以防肝气过盛。

第三，饮食要清淡，多吃蔬菜。经过冬季之后，孩子普遍会出现多种维生素、矿物质缺乏的情况，如春季多发口腔炎、口角炎等。这时，一定要多吃蔬菜，如生菜、芹菜、油菜、大白菜、香椿、四季豆等。亦可适当吃些荠菜、马齿苋、蒲公英、车前草、榆钱等野菜。它们生长在郊外，污染少，且吃法简单，营养丰富，保健功能显著。

♛ 食谱推荐

山药排骨汤

用料：山药 150 克，排骨（肋排）250 克，姜 6 片，枸杞子适量，食盐 1.5 匙。

做法：山药去皮，洗净切块；焯烫排骨，捞起备用；锅内倒入 6 杯水，加入排骨，大火烧开，10 分钟后，加入山药块、姜片、枸杞子一起煮至排骨熟透，加入食盐调味即可。

功用：补中益气，强筋健脾，增强免疫力，补充钙质。

肝枣补血汤

用料：猪肝 30 克，鸭肝 30 克，菠菜 100 克，大枣（干）20 克，木耳（水发）15 克，姜、食盐各适量。

做法：先将猪肝、鸭肝洗净切片，菠菜洗净后切段，大枣泡软，木耳泡发去蒂洗净；再将肝、大枣和木耳一同放入锅内，加适量水，用小火煮 30 分钟；最后放入菠菜，加适量食盐、姜再煮 5 分钟即可。

功用：养肝护肝，补血。

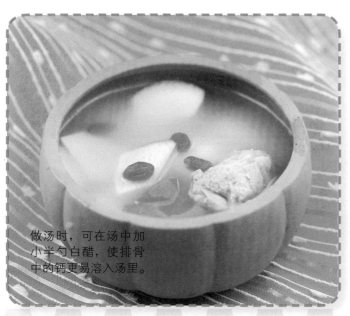

做汤时，可在汤中加小半勺白醋，使排骨中的钙更易溶入汤里。

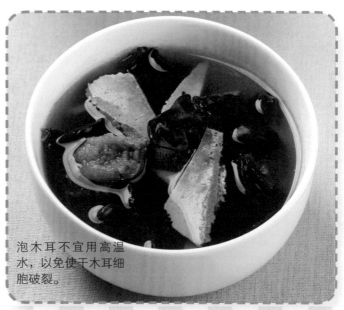

泡木耳不宜用高温水，以免使干木耳细胞破裂。

夏季以养心为主

按摩法

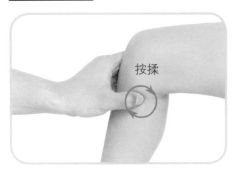

按揉

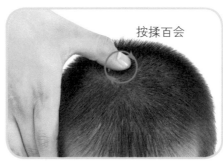

按揉百会

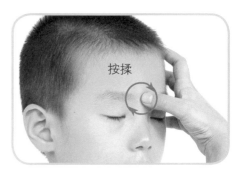

按揉

1 按揉阴陵泉

定位及作用：阴陵泉位于腓骨小头前下方，胫腓关节处凹陷中。具有清热利湿的作用，对夏季养心意义重大。

特效按摩法：用拇指螺纹面按揉阴陵泉 50~100 次。

2 按揉百会

定位及作用：百会位于后发际正中直上7寸。按摩此穴可以大大提升人体的阳气，让人神清目爽。

特效按摩法：用拇指螺纹面按揉百会 50~100 次。

3 按揉印堂

定位及作用：印堂位于前正中线上，两眉头连线的中点处。按摩此穴可安神镇惊，明目通窍。

特效按摩法：用拇指螺纹面按揉印堂 50~100 次。

4 按揉内关

定位及作用：内关位于腕横纹上 2 寸，掌长肌腱与桡侧腕屈肌腱之间，属手厥阴心包经。按摩此穴可以宽胸理气，和胃降逆。

特效按摩法：用拇指端或螺纹面按揉 100~200 次。

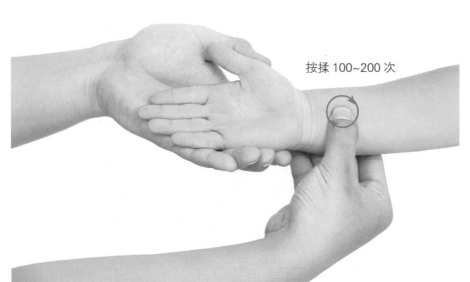

按揉 100~200 次

饮食方

中医说，养心季节在于夏。因此我们要顺应节气的变化，夏季在饮食方面重点养心，以帮助孩子安度酷暑。那么，夏季养心应注意哪些呢？

第一，饮食宜清淡，应以易消化、富含维生素的食物为主，尽量让孩子少吃油腻辛辣的食物。可以多给孩子吃莲子、豆制品、鸡肉、猪瘦肉、芝麻、玉米，多喝牛奶等，既能补充营养，又可以起到强心的作用。

第二，天气转热后，孩子出汗多易丢失津液，需适当吃酸味食物，如西红柿、柠檬、草莓、乌梅、葡萄、菠萝等。它们能帮助敛汗止泻祛湿，还能生津解渴，健胃消食。

第三，夏季多给孩子进稀食对身体好。天气转热，孩子出汗多，体内丢失的水分增多。所以多进稀食，如早、晚喝粥，午餐时喝汤，是夏季饮食养生的重要方法。

此外，让孩子多吃些清热利湿的食物，如西瓜、桃、乌梅、草莓、西红柿、黄瓜、绿豆等都有利于补充体内水分。

食谱推荐

银耳莲子羹汤

用料：银耳 20 克，莲子 50 克，枸杞子、百合各少许，冰糖适量。

做法：将银耳、莲子、百合泡好，银耳撕碎；在锅里放上适量的冷水，把银耳、莲子放到锅里，烧沸后，放入冰糖，煮至莲子熟软，汤黏稠，放入枸杞子稍煮即可。

功用：润肺生津，止咳清热，养胃补气。

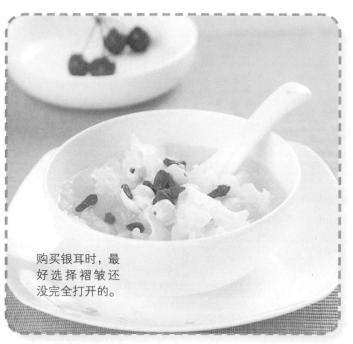

购买银耳时，最好选择褶皱还没完全打开的。

冬瓜黑鱼汤

用料：黑鱼 1 条，冬瓜 500 克，红豆 60 克，葱头 5 粒，枸杞子少许。

做法：将黑鱼剖开，去鳞和肠脏，并清洗干净；冬瓜连皮切成块状；葱头拍碎；红豆洗净，一同放入锅内，添 4 碗水，煮至黑鱼烂熟，加作料调味即可。

功用：清热解暑，利尿消肿。

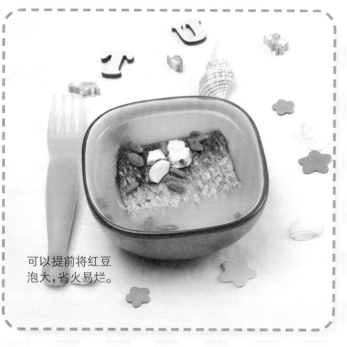

可以提前将红豆泡大，省火易烂。

秋季以养肺为主

按摩法

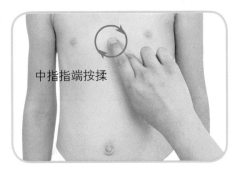

中指指端按揉

1 揉按膻中

定位及作用：此穴位于前正中线上，两乳头连线的中点处。按揉此穴可理气宽胸，止咳化痰。

特效按摩法：用中指指端按揉膻中50~100次。

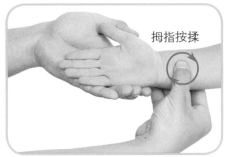

拇指按揉

2 揉按内关

定位及作用：此穴位于腕横纹上2寸，掌长肌腱与桡侧腕屈肌腱之间。属手厥阴心包经。按揉此穴可以宽胸理气，和胃降逆。

特效按摩法：用拇指端或螺纹面按揉内关100~200次。

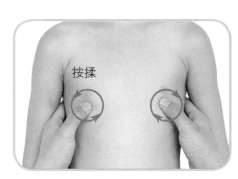

按揉

3 揉乳根、乳旁

定位及作用：乳根位于乳下0.2寸，乳旁位于乳外旁开0.2寸。揉此二穴可理气宽胸，化痰止咳。

特效按摩法：用拇指螺纹面按揉乳旁、乳根各30~50次。

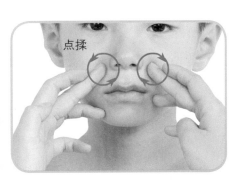

点揉

4 点揉迎香

定位及作用：此穴位于鼻翼外缘中点，旁开0.5寸，当鼻唇沟中。点揉此穴可疏风解表，通窍止痛。

特效按摩法：用中指指端按揉迎香30~50次。

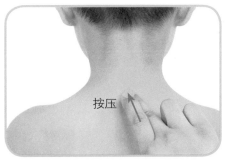

按压

5 按压大椎

定位及作用：此穴位于第1颈椎与第1胸椎棘突间正中处。按揉此穴可祛风散寒，清热止呕。

特效按摩法：用中指指端揉大椎20~30次。

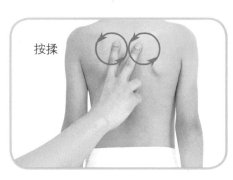

按揉

6 揉肺俞

定位及作用：此穴位于第3胸椎棘突下，旁开1.5寸。揉此穴可补肺益气，止咳化痰。

特效按摩法：用食、中两指端按揉肺俞50~100次。

饮食方

秋天天气变得凉爽干燥，由于孩子的身体器官发育不完善，很容易感到不适，影响食欲。那么秋季养肺怎么吃好呢？

第一，养肺最好的办法是多吃白梨、白萝卜、莲藕、百合、银耳等白颜色的食物。肺脏与白色都属金，肺与白色相对应，故吃白色食物可收到养肺效果。但是因白色食物多性偏寒凉，生吃容易伤脾胃，对于脾胃虚寒（表现为腹胀、腹泻、喜食热、怕冷等）的孩子来说，将其煮熟后吃，可减轻寒凉之性，既养肺又不伤脾胃。

第二，让孩子多吃一些清热祛燥的粗粮杂豆，如麦片、黄小米、玉米、绿豆、白芸豆等；多吃秋季当令的蔬果，如萝卜、绿叶蔬菜、芋头、南瓜、黄瓜、梨等；荤菜也尽量选食滋阴润燥的，如鸭肉、河鱼、河虾等。

第三，不要让孩子吃干燥的东西，比如油炸的薯条、薯片等。还要注意少吃生冷、油腻、辛辣刺激的食物。另外，最好吃梨、甘蔗这类生津止渴、润喉去燥的水果。

🌼 食谱推荐

芝麻甜杏茶

用料：黑芝麻 200 克，甜杏仁 50 克，白糖、蜂蜜适量。

做法：将黑芝麻炒熟，研成末；甜杏仁捣烂成泥，与白糖拌匀后隔水蒸 1.5 个小时，凉凉后即可。服用时加蜂蜜适量。

功用：补益肝肾，润肺止咳。

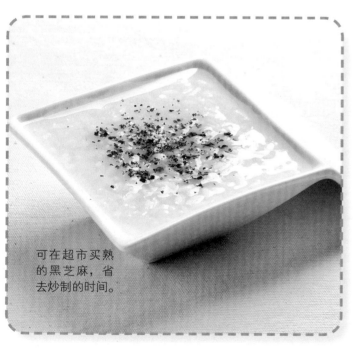

可在超市买熟的黑芝麻，省去炒制的时间。

百合粥

用料：百合 50 克，粳米或糯米 100 克，白糖适量。

做法：将百合与米分别淘洗干净，加水用小火煨煮。待百合与米熟烂时，再加白糖适量即可。

功用：清心、润肺、宁神，对由呼吸道感染引起的心悸、烦躁和失眠颇有好处。

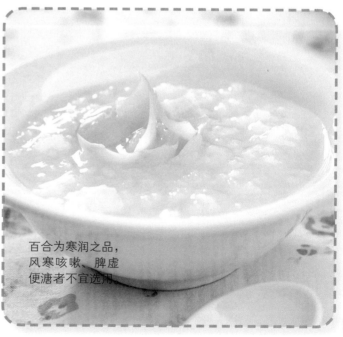

百合为寒润之品，风寒咳嗽、脾虚便溏者不宜选用。

冬季以养肾为主

按摩法

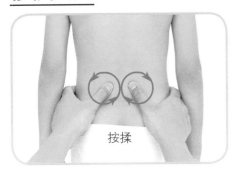

按揉

1 揉肾俞

定位及作用：此穴位于第 2 腰椎棘突下，旁开 1.5 寸处。揉此穴可补益肾气，强身健体。

特效按摩法：用拇指螺纹面按揉肾俞 10~30 次。

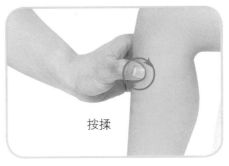

按揉

2 按揉足三里

定位及作用：此穴位于外膝眼下 3 寸，胫骨前嵴外 1 横指处。揉此穴可健脾和胃，调中理气，导滞通络，有益于肾的养护。

特效按摩法：用拇指螺纹面按揉足三里 30~50 次。

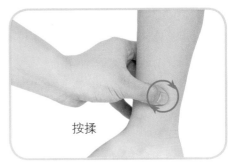

按揉

3 按揉三阴交

定位及作用：此穴位于小腿内侧，足内踝上 3 寸，胫骨后缘处。按揉此穴可活血通络，清利湿热，利尿通淋，健脾助运。

特效按摩法：用拇指或食指指端按揉三阴交 100~200 次。

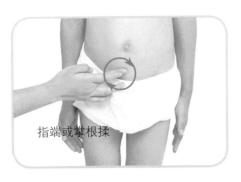

指端或掌根揉

4 揉丹田

定位及作用：此穴位于小腹部（脐下 2~3 寸之间）。揉此穴可培肾固本，温补下元，分清泌浊。

特效按摩法：用中指端或掌根揉丹田 60~100 次。

5 按揉涌泉

定位及作用：此穴位于足掌心前 1/3 与后 2/3 交界处。属足少阴肾经。按摩此穴可引火归元，退热除烦，止吐止泻。

特效按摩法：用拇指螺纹面按揉涌泉 30~50 次。

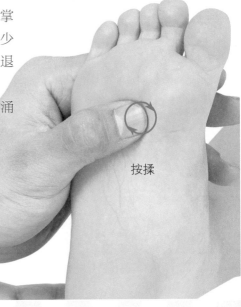

按揉

饮食方

冬天人体新陈代谢水平相对较低，需要依靠生命的原动力——肾来发挥作用，以保证生命活动适应自然界变化。冬季，肾脏机能正常，就可以调节机体适应严冬的变化，否则，将会使新陈代谢失调而生病。冬季给孩子养肾，在饮食方面应注意以下几点：

第一，冬季膳食的营养特点是要增加热量，以保证充足的热能。平时要多给孩子吃些动物性食品和豆类，以补充维生素和矿物质，如羊肉、鸭肉、大豆、核桃、栗子、木耳、芝麻、红薯、萝卜等都是冬季适宜吃的食物。

第二，"少食咸，多食苦"。冬季应该让孩子少吃咸的食物，以防肾阴过旺；多吃些苦味的食物，以补益心脏，增强肾脏功能，如可多吃橘子、猪肝、羊肝、大头菜、莴苣等。

第三，冬季孩子的饮食切忌黏硬、生冷，因为这类食物会使脾胃受损。因此，冬季应该给孩子温热松软的食物。

第四，黑芝麻、黑豆等黑色食物能够养肾。所以，冬天的饮食中可以多一些黑芝麻、黑豆、黑米、黑枣、黑木耳、乌骨鸡、香菇等黑色食物，帮助孩子保持强健的体魄。

食谱推荐

山药羊肉汤

用料：羊肉500克，山药150克，姜、葱、胡椒、食盐等各适量。

做法：将羊肉洗净切块，放入沸水锅内，焯去血水；姜、葱洗净切片备用；将切好的山药片用清水浸透后与羊肉一起放于锅中，加适量清水，将其他配料一同放入锅中，大火煮沸后改用小火炖至熟烂即可。

功用：补脾胃，益肺肾。

核桃仁粥

用料：核桃仁50克，粳米60克。

做法：将粳米和核桃仁分别洗净后，一同放入锅内煮熟即可。

功用：补肾，健脑，通淋。

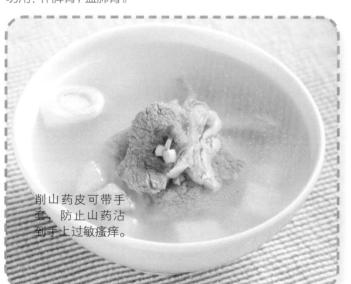

削山药皮可带手套，防止山药沾到手上过敏瘙痒。

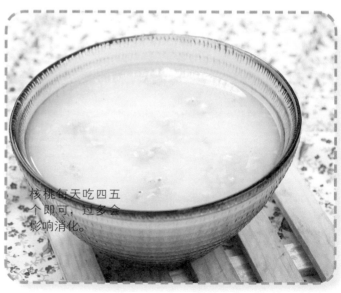

核桃每天吃四五个即可，过多会影响消化。

附录

小儿复式按摩手法

　　小儿复式按摩手法是在基本手法的基础上，将两种或两种以上的手法组合在一起操作的成套手法。这些复式手法都有各自的操作部位、程序并各有特定的名称，也是小儿按摩中所特有的操作手法。

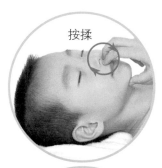

按揉

1 黄蜂入洞

　　特效按摩：用食、中两指指端在两鼻孔下缘揉动 50~100 次。

功效主治：开肺窍，通鼻息，发汗解表。鼻塞不通、发热无汗。

临床应用：临床常用于外感风寒的发热无汗及急慢性鼻炎的鼻塞、呼吸不畅等症状。

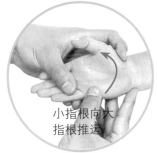

小指根向大指根推运

2 运水入土

　　特效按摩：左手拿住小儿四指，掌心向上，右手大指端由小儿小指根推运起，经过掌小横纹、小天心到大指根止。50~100 次。

功效主治：健脾助运，润燥通便。主治泻痢、疳积、消化不良、便秘等。

临床应用：常用于久病、虚证，如因脾胃虚弱引起的消化不良、食欲不振、便秘、疳积、泻痢等症。

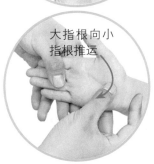

大指根向小指根推运

3 运土入水

　　特效按摩：左手拿住小儿四指，掌心向上，右手大指端由小儿大指根推运起，经小天心、掌小横纹到小指根止。50~100 次。

功效主治：利尿，清湿热，滋补肾水。主治小便赤涩、频数，少腹胀满等。

临床应用：常用于新病、实证，如因湿热内蕴而见少腹胀满、小便频数、赤涩等。

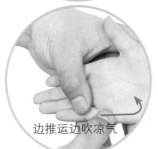

边推运边吹凉气

4 水底捞明月

　　特效按摩：掌心向上，用中指端蘸水由小指根经掌小横纹、小天心推运至内劳宫，边推运边吹凉气，50~100 次，叫作水底捞明月。

功效主治：此法大寒大凉，清热凉血，宁心除烦。主治高热、烦躁，神昏谵语。

临床应用：临床上主治高热大热，对于高热烦躁、神昏谵语，属于邪入营血的各类高热实证，尤为适宜。

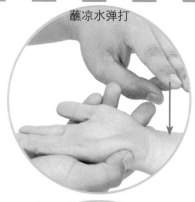

蘸凉水弹打

5 打马过天河

特效按摩： 运内劳后用右手食、中二指指面蘸凉水，由总筋起，弹打至曲泽，边弹边打吹凉气，称打马过天河，又称打马过河。操作10~20遍。

功效主治： 打马过天河，性凉大寒，主治一切实热证，如高热、神昏等。

临床应用： 多配合退六腑、推脊、拿风池、推率谷等方法同用。

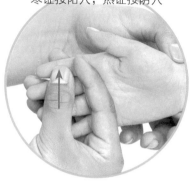

寒证按阳穴，热证按阴穴

6 二龙戏珠

特效按摩： 以右手拿孩子食指、无名指端，左手按捏阴穴、阳穴，往上按捏至曲池，最后左手捏拿阴穴、阳穴处，右手拿捏孩子食指、无名指并摇动之。

功效主治： 本法性温，能温和表里、平惊止搐。主治寒热不和、惊风、抽搐等。

临床应用： 治疗发热、恶寒，惊风、抽搐，多配合其他方法使用。

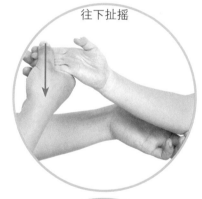

往下扯摇

7 双龙摆尾

特效按摩： 左手托孩子肘处，右手拿孩子食、小二指，往下扯摇20下。

功效主治： 开通闭结。主治便秘、肠梗阻、尿少、尿潴留等。

临床应用： 临床主要用于治疗二便闭结。治疗便秘、肠梗阻，可配合补脾经、清大肠、摩腹、揉脐、揉龟尾、推下七节骨等；治疗尿少、尿潴留，多配合补肺经、补肾经、推箕门、擦八髎等。

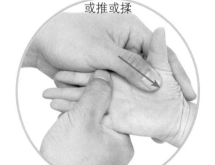

或推或揉

8 龙入虎口

特效按摩： 左手托孩子掌背，右手叉入虎口，用大拇指或推或揉孩子板门50~100次。

功效主治： 本法性温，能祛风解表、健脾和胃。主治发热、吐泻等。

临床应用： 治疗感冒、发热，多配合开天门、运太阳、拿风池、清肺经等方法；治疗呕吐、腹泻，多配合清补脾土、推胃经、推膻中、摩腹、推七节骨等方法，以加强疗效。

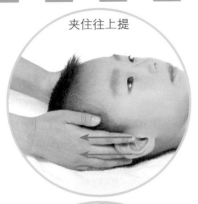

夹住往上提

9 双凤展翅

特效按摩 用双手食、中指夹住孩子两耳向上提几次后，再掐按眉心、太阳、听会、牙关、人中、承浆等穴，每穴 5~10 次。

功效主治： 本法可以温肺经、祛风寒、止咳嗽。主治风寒咳嗽。

临床应用： 多配合清肺经、推三关、推膻中、按揉肺俞、开天门、运太阳等方法，以增强疗效。

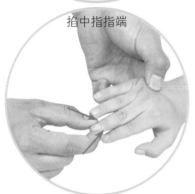

掐中指指端

10 丹凤摇尾

特效按摩： 左手拇食二指按捏孩子内、外劳宫处，右手先掐中指端，然后拿中指摇动。

功效主治： 本法能镇惊安神。主治惊风、夜啼等。

临床应用： 多配合清肝经、清心经、掐揉小天心、掐揉总筋等方法，以增强疗效。

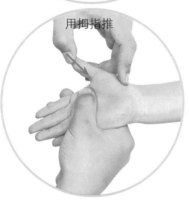

用拇指推

11 孤雁游飞

特效按摩： 右手拇指自孩子脾经推起，经胃经、三关、六腑、劳宫等穴，还转至脾经止。操作 5~10 遍。

功效主治： 本法能和气血、健脾胃。主治疳积、佝偻病、营养不良、虚胀等。

临床应用： 配合补脾土、龙入虎口、摩腹、捏脊等方法，以提高疗效。

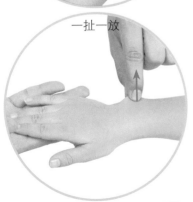

一扯一放

12 猿猴摘果

特效按摩： 用两手捏腕背横纹尺侧上皮，一扯一放，反复多次。

功效主治： 本法性温，可以化寒痰、健脾胃。

主治食积、寒痰、发热恶寒等。

临床应用： 治疗食积、寒痰、咳嗽、解表，多配合其他按摩方法使用。

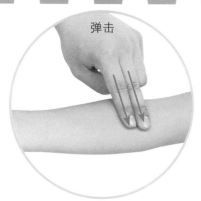

弹击

13 飞经走气

特效按摩：用右手拿住孩子手指，左手指从曲池弹击至总筋，反复几遍后，拿住阴阳，右手屈伸摆动孩子四指几次。

功效主治：本法性温，功能行气。主治痰鸣、气逆。

临床应用：多配合开璇玑、推下膻中、揉天突、按揉肺俞等方法，以加强疗效。

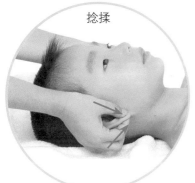

捻揉

14 揉耳摇头

特效按摩：双手捻揉孩子两耳垂后，再捧其头摇之。

功效主治：调和气血，镇惊安神。主治惊风、夜啼等。

临床应用：多与清肝经、清心经、掐精宁、掐揉小天心等方法配合使用。

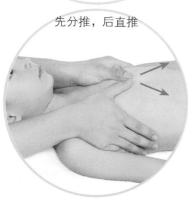

先分推，后直推

15 开璇玑

特效按摩：自璇玑穴始，沿胸肋间自上而下向两旁分推，再从鸠尾处向下直推至脐，然后摩脐，最后从脐向下直推小腹。操作3~5遍。

功效主治：开胸导痰，消食和胃，清热镇惊。主治气急、痰闭、吐泻、惊风。

临床应用：治疗气急、痰闭、吐泻、惊风，多配合其他按摩方法使用。

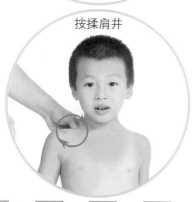

按揉肩井

16 总收法

特效按摩：治疗结束前，用左手拇指或食、中指按揉小儿肩井穴部，右手拿住其同侧手指，屈伸肘腕并摇动其上肢。动作协调连贯，用力均匀，和缓。

功效主治：温经散寒、疏通气血、调节整体。主治久病体虚等。

临床应用：多用于小儿推拿结束时，久病体虚，气血先调、上肢痹痛亦可用此法治疗。

图书在版编目 (CIP) 数据

妈妈按 宝宝安 / 查炜主编 . -- 南京：江苏凤凰科学技术
出版社 , 2015.9
（汉竹·健康爱家系列）
ISBN 978-7-5537-5097-2

Ⅰ . ①妈… Ⅱ . ①查… Ⅲ . ①婴幼儿－按摩－基本知识
Ⅳ . ① R174

中国版本图书馆 CIP 数据核字 (2015) 第 165950 号

中国健康生活图书实力品牌

妈妈按 宝宝安

主　　　编	查　炜
编　　著	汉竹
责 任 编 辑	刘玉锋　张晓凤
特 邀 编 辑	武梅梅　刘东秀　耿晓琴
责 任 校 对	郝慧华
责 任 监 制	曹叶平　方　晨

出 版 发 行	凤凰出版传媒股份有限公司
	江苏凤凰科学技术出版社
出版社地址	南京市湖南路 1 号 A 楼，邮编：210009
出版社网址	http://www.pspress.cn
经　　销	凤凰出版传媒股份有限公司
印　　刷	北京艺堂印刷有限公司

开　　本	715mm×868mm　1/12
印　　张	17
字　　数	150 千字
版　　次	2015 年 9 月第 1 版
印　　次	2015 年 9 月第 1 次印刷

标 准 书 号	ISBN 978-7-5537-5097-2
定　　价	39.80 元（附赠婴幼儿抚触挂图）

图书如有印装质量问题，可向我社出版科调换。